《中医非物质文化遗产临床经典读本》

第二辑

冷庐医话

清·陆以湉◎著

成　莉◎校注

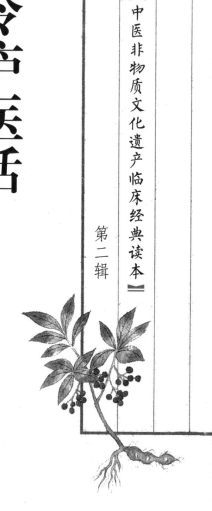

U0207079

中国健康传媒集团

中国医药科技出版社

图书在版编目（CIP）数据

冷庐医话 /（清）陆以湉著；成莉校注 . — 北京：中国医药科技出版社，2020.7

（中医非物质文化遗产临床经典读本 . 第二辑）

ISBN 978-7-5214-1729-6

Ⅰ . ①冷… Ⅱ . ①陆… ②成… Ⅲ . ①医话—汇编—中国—清代 Ⅳ . ① R249.49

中国版本图书馆 CIP 数据核字（2020）第 060122 号

美术编辑　陈君杞
版式设计　也　在

出版　**中国健康传媒集团** | 中国医药科技出版社

地址　北京市海淀区文慧园北路甲 22 号

邮编　100082

电话　发行：010-62227427　邮购：010-62236938

网址　www.cmstp.com

规格　880×1230mm $\frac{1}{32}$

印张　5 $\frac{1}{8}$

字数　110 千字

版次　2020 年 7 月第 1 版

印次　2020 年 7 月第 1 次印刷

印刷　三河市万龙印装有限公司

经销　全国各地新华书店

书号　ISBN 978-7-5214-1729-6

定价　**25.00 元**

获取新书信息、投稿、为图书纠错，请扫码联系我们。

　　《冷庐医话》作者为清代医家陆以湉，陆以湉（1802—1865）字敬安，号定圃，清代浙江桐乡县乌青镇人。陆氏精工医术，且博览群书，涉猎极广泛。生平著作有《冷庐杂识》《冷庐医话》《再续名医类案》《冷庐诗话》《苏庐偶笔》《吴下汇谈》等。

　　《冷庐医话》是陆氏汇集数十年的读书笔记，"摭拾闻见""随笔载述"而成。全书共五卷，卷一论医范、医鉴、慎疾、保生、慎药、求医、诊法、脉、用药；卷二论古人、今人、古书、今书；卷三至卷五论病，包括中风、伤寒、暑、暑风、汗、疸、肿、消、幼科、痘、痄、外科等，记述历代名医对多种病证的治疗经验，间附作者的心得体会。全书收罗广博，书中前后引述医著近百种，涉及古今医林掌故、名医佚事等多方面内容，具有一定的史料价值。作者文笔流畅，评论治验得失，谈论用药利弊，提示养生宜忌，是中医医话类著作中不可多得的珍品，适用于中医临床和教学使用。

内容提要

《中医非物质文化遗产临床经典读本》

编委会

出版者的话

　　中国从有文献可考的夏、商、周三代，就进入了文明的时代。中国人认为自己是炎黄的子孙，若以此推算，中国的文明史可以追溯到五千年前。中华民族崇尚自然，形成了"天人合一"的信仰，中医学就是在这种信仰的基础上产生的一种传统医学。

　　中医的起源可以追溯到炎帝、黄帝时期，根据考古、文献记载和传说，炎帝神农氏发明了用药物治病，黄帝轩辕氏创造脏腑经脉知识，炎帝和黄帝不仅是中华民族的始祖，也是中医的缔造者。

　　大约在公元前1600年，商代的伊尹发明了用"汤液"治病，即根据不同的证候把药物组合在一起治疗疾病，后世称这种"汤液"为"方剂"，这种治病方法一直延续到现在。由此可见，中华民族早在3700多年前就发明了把各种药物组合为"方剂"治疗疾病，实在令人惊叹！商代的彭祖用养生的方法防治疾病，中国人重视养生的传统至今深入民心。根据西汉司马迁《史记》的记载，春秋战国时期的扁鹊秦越人善于诊脉和针灸，西汉仓公淳于意善于辨证施治。这些世代传承积累的医药知识，到了西汉时期已蔚为大观。汉文帝下诏命刘向等一批学者整理全国的图书，整理后的图书分为六大类，即六艺、诸子、诗赋、兵书、术数、方技，方技即医学。刘向等校书，前后历时27年，是对中国历史文献最为壮观的结集、整理、研究，真正起到了上对古人、下对子孙后代的承前启后的作用。后之学者，欲考中国学术的源流，可以此为纲鉴。

这些记载各种医学知识的医籍，传之后世，被尊为经典。医经中的《黄帝内经》，记述了生命、疾病、诊疗、药物、针灸、养生的原理，是中医学理论体系形成的标志。这部著作流传了2000多年，到现在，仍被视为学习中医的必读之书，且早在公元7世纪，就传播到了周边一些国家和地区，近代以来，更是被翻译成多种语言，在世界许多国家广泛传播。

经方医籍中记载了大量以方治病和药物的知识，其中有《汤液经法》一书，相传是伊尹所作。东汉时期，人们把用药的知识编纂为一部著作，称《神农本草经》，其中记载了365种药物的药性、产地、采收、加工和主治等，是现代中药学的起源。中国历代政府重视对药物进行整理规范，著名的如唐代的《新修本草》、宋代的《证类本草》。到了明代，著名医学家李时珍历经30余年研究，编撰了《本草纲目》一书，在世界各国产生了广泛影响。

东汉时期的张仲景，对医经、经方进行总结，创造了"六经辨证"的理论方法，编撰了《伤寒杂病论》，成为中医临床学的奠基人，至今仍是指导中医临床的重要文献。这部著作早在公元700年左右就传到日本等国家和地区，一直受到重视。

西晋时期，皇甫谧将《素问》《针经》和《黄帝明堂经》进行整理，编纂了《针灸甲乙经》，系统地记录了针灸的理论与实践，成为学习针灸的经典必读之书，一直传承到现在。这部著作也被翻译成多种语言，在世界各地广泛传播。

中医学在数千年的发展历程中，创造积累了丰富的医学理论与实践经验，仅就文献而言，保存下来的中医古籍就有1万余种。中医学独特的思想与实践，在人类社会关注健康、重视保护文化多样性和非物质文化遗产的背景下，显现出更加旺盛的生命力。

中医药学与中华民族所有的知识一样，是"究天人之际"的学问，所以，中国的学者们信守着"究天人之际，通古今之变，成一家之言"的至理。《素问·著至教论》记载黄帝与雷公讨论医道说："而道，上知天文，下知地理，中知人事，可以长久。以教众庶，亦不疑殆。医道论篇，可传后世，可以为宝。"这段话道出了中医学的本质。中医是医道，医道是文化、是智慧，《黄帝内经》中记载的都是医道。医道是究天人之际的学问，天不变，道亦不变，故可以长久，可以传之后世，可以为万世之宝。

医道可以长久，在医道指导下的医疗实践，也可以长久。故《黄帝内经》中的诊法、刺法至今可以用，《伤寒论》《金匮要略》《备急千金要方》《外台秘要》的医方今天亦可以用，《神农本草经》《证类本草》《本草纲目》的药今天仍可以用。

或许要问，时间太久了，没有发展吗？不需要创新吗？其实，求新是中华民族一贯的追求。如《礼记·大学》说："苟日新，日日新，又日新。"清人钱大昕有一部书叫《十驾斋养新录》，他以咏芭蕉的诗句解释"养新"之义说："芭蕉心尽展新枝，新卷新心暗已随，愿学新心养新德，长随新叶起新知。"原来新知是"养"出来的。

中华民族"和实生物，同则不继"的思想智慧，与当今国际社会提出的保护和促进文化多样性、保护人类的非物质文化遗产的需求相呼应。世界卫生组织 2000 年发布的《传统医学研究和评价方法指导总则》中，将"传统医学"定义为"在维护健康以及预防、诊断、改善或治疗身心疾病方面使用的各种以不同文化所特有的理论、信仰和经验为基础的知识、技能和实践的总和"，点明了文化是传统医学的根基。习近平总书记深刻指出："中医药学是中国古代科学的瑰宝，也是打开中华文明宝库的钥匙。"这套丛书的整理出版，也是为了打磨好中医药学这把钥匙，以期打开中华文明这个宝库。

希望这套书的再版，能够带您回归经典，重温中医智慧，获得启示，增添助力！

中国医药科技出版社

2019 年 6 月

校注说明

　　《冷庐医话》作者为清代医家陆以湉，陆以湉（1802-1865）字敬安，号定圃，清代浙江桐乡县乌青镇人。为道光十六年（1836）进士，历任湖北知县、杭州府教授等职。其渊博的学识甚为李鸿章所赏识，被聘为忠义局董事。浙江巡抚蒋益澧亦聘之主讲杭州紫阳书院，然仅半年即殁。陆氏精工医术，且博览群书，涉猎极广泛。生平著作有《冷庐杂识》《冷庐医话》《再续名医类案》《冷庐诗话》《苏庐偶笔》《吴下汇谈》等。

　　《冷庐医话》是陆氏汇集数十年的读书笔记，"撷拾闻见"，"随笔载述"而成。全书共五卷，卷一论医范、医鉴、慎疾、保生、慎药、求医、诊法、脉、用药；卷二论古人、今人、古书、今书；卷三至卷五论病，包括中风、伤寒、暑、暑风、汗、痓、肿、消、幼科、外科等，记述历代名医对多种病证的治疗经验，间附作者的心得体会。全书收罗广博，书中前后引述医著近百种，涉及古今医林掌故、名医佚事等多方面内容，具有一定的史料价值。作者文笔流畅，评论治验得失，谈论用药利弊，提示养生宜忌，是中医医话类著作中不可多得的珍品。

　　据《中国中医古籍总目》记载，《冷庐医话》现存多个版本，最早为清咸丰刻本，其后有清光绪二十年甲午（1894）抄本、清光绪二十三年丁酉（1897）刻本乌程庞氏藏板、清末苏州留云阁刻本等，后又有 1916 年上海千顷堂书局石印本、1920 年文明书庄铅印本、1932 年上海大东书局铅印本、1937 年铅印本等，并收于《中国医学大成》中。本次点校以清光绪二十三年丁酉（1897）刻本乌程庞氏藏板为底本（以下简称庞本），1959 年上海科学技术出版社铅印本为校本（以下简称上科本）进行点校。

本书校勘体例说明如下：

一、本书采用横排、简体，现代标点。版式变更造成的文字含义变化，今依现代排版予以改正，如"右"改为"上"，不出注。

二、凡底本与校本有异，若显系底本错讹而校本正确者，则据校本改正底本原文，并出注；若底本不误而校本有误者，不出注；若难以肯定何者为是，则出注，并说明互异之处，但不改动底本原文。

三、凡书中药名与古今通行药名用字不同者，一律径改为今通用名，不出注。如"真珠"改为"珍珠"，"蛇退"改为"蛇蜕"等。

四、凡底本、校本中的异体字、俗写字、错别字，径改，不出注。如"分付"改为"吩咐"，"道涂"改为"道途"，"泥隔"改为"泥膈"，"磁器"改为"瓷器"，"雅片"改"鸦片"，"贸昧"改"冒昧"，"止用"改为"只用"，"腿湾"改为"腿弯"。

五、书中提到的著作者名字有讹误的，参考《中医人名词典》，均径改，不出注。如"戴原礼"改为"戴元礼"，"邹闰庵"改为"邹润安"，"魏玉横"改为"魏玉璜"，"陈载安"改为"陈载庵"，"陶宏景"改为"陶弘景"。

由于校注者水平有限，校注错误在所难免，敬请同道不吝指正。

校注者

2020 年 1 月

自　序

　　医理至深，岂易言哉！抑自轩岐以来，代不乏人，既已详且尽矣，又奚待言？矧余小子，学疏识庸，莫究要妙，不亦可已于言乎？虽然，言必穷乎理之奥，则诚不能以几及，若惟摭拾闻见，以自达其意之所欲云，又何必不言？于是涉猎之余，随笔载述，聊以自娱，意浅而辞琐，殆所谓言之无文者钦。夫言之不能文，犹之可也，言而或悖于理，则言适足以招尤矣。是用不敢晦匿，求当代君子教正焉。

咸丰八年十二月陆以湉书于杭州学廨之冷庐

目 录

卷三

卷四

卷 一

医范

徐氏《医统》云：古医十四科，中有脾胃科，而今亡之矣。《道藏经》中颇有是说。宋元以来，只用十三科。考医政，其一为风科，次伤寒科，次大方脉科，次妇人胎产科，次针灸科，次咽喉口齿科，次疮疡科即今外科，次正骨科，次金镞科，次养生科即今修养家导引、按摩、咽纳是也，次祝由科经曰：移精变气者，可祝由而已。即今符咒、禳祷、道教是也。国朝亦惟取十三科而已，其脾胃一科，终莫之续。《类经》云：医术十三科，曰大方脉，曰妇人，曰伤寒，曰疮疡，曰针灸，曰眼，曰口齿，曰咽喉，曰接骨，曰金镞，曰按摩，曰祝由。今按摩、祝由失其传。二说微不同。而太医院所设十三科，则与《类经》之说同，详见《明史》。余按：近有专业耳科者，是又在诸科之外矣。

钱塘名医金润褰鎏珂，治极难险症，从容处之。常云：古之名医者，曰和，曰缓，仓遽奚为耶？此语可为俗医针砭。

五世之医，北齐有徐之才，元有危亦林，国朝有陈治华亭人。三世之医，宋张杲、陈自明、倪维德、陆士龙为最著。近代亦多世其业者，青浦北簳山何自元，至今已二十四世矣。张子和云：古人以医为师，故医之道行。今以医譬奴，故医之道废。有志之士，耻而不学。病者亦不择精粗，一概待之。常见官医迎送长吏，马前唱喏，真可羞也。由是博古通今者少，而师传遂绝。吁！医官马前唱喏，乃以为可羞乎！今之官趋承上司，可羞之端，更有甚于此者，而况于医乎？山阴陈载庵为其邑令治病获瘳，将荐之上司，使为医官于郡中，力辞。将著之勋籍，使弃医而为官，又力辞。此真过人远矣。

医人每享高龄，约略数之，如魏华佗年百余，吴普九十余，晋葛洪八十一，北齐徐之才八十，北周姚僧垣八十五，许智庄八十，唐孙思邈百余，甄权百三，孟诜九十三，宋钱乙八十二，金李庆嗣八十余，成无己九十余，元朱震亨七十八，明戴元礼八十二，汪机七十七，张介宾七十八，近代徐灵胎大椿七十九，叶天士桂八十。盖既精医学，必能探性命之旨，审颐养之宜，而克葆天年也。

叶天士治金某患呕吐者数年，用泄肝安胃药年余几殆。徐灵胎诊之，谓是蓄饮，为制一方，病立已见徐批《临证指南》。薛生白治蔡辅宜夏日自外归，一蹶不起，气息奄然，口目皆闭，六脉俱沉。少妾泣于旁，亲朋议后事。谓是痰厥，不必书方，且以独参汤灌，众相顾莫敢决。有符姓者，常熟人，设医肆于枫桥，因邀之入视，符曰：中暑也，参不可用，当服清散之剂。众以二论相反，又相顾莫敢决，其塾师冯在田曰：吾闻六一散能祛暑邪，盍先试之？皆以为然。即以苇管灌之，果渐苏。符又投以解暑之剂，病即霍然见徐晦堂《听雨轩杂记》。夫叶、薛为一代良医，犹不免有失，况其他乎？知医之不可为矣。然如符姓，素无名望，而能治良医误治之疾，则医固不可为而可为也。

震泽吴晓钲茂才剑森，言乾隆某年吴门大疫，郡设医局以济贫者，诸名医日一造也。有更夫某者，身面浮肿，遍体作黄白色，诣局求治。薛生白先至，诊其脉，麾之去，曰：水肿已剧，不治。病者出，而叶天士至，从肩舆中遥视之，曰：尔非更夫耶？此蒸驱蚊带受毒所致，二剂可已。遂处方与之。薛为之失色，因有扫叶庄、踏雪斋之举。二人以盛名相轧，盖由于此。其说得之吴中医者顾某，顾得之于其师，其师盖目击云。

徐灵胎"名医不可为论"，谓名医声价甚高，轻证不即延治，必病势危笃，医皆束手，然后求之。于是望之甚切，责之甚重。若真能操人生死之权者，如知病之必死，示以死期而辞去，犹可免责。若犹有一线生机，用轻剂以塞责，致病人万无生理，则于心不安；用重剂以背城一战，万一有变，则谤议蜂起，前人误治之责尽归一人。故名医之治病，较之常医倍难。此盖现身说法，犹为真名医言也。若获虚名之时医，既无实学，又切贪心，凡来求诊，无不诊视。其以重币招致者，临证犹或详慎，邻近里闾之间，寻常酬应，惟求迅速了事，漫不经心。余昔一弟一子，皆为名医误药而卒。弟以灏中秋节玩月眠迟，次日恶寒发热，误谓冒寒，用桂枝、葛根、防风等味，致内陷神昏，不知实伏暑证也。子宝章内风证，误谓外风，而用全蝎、牛黄等味致变。由于匆匆诊视，不暇细审病情也。是以为名医者，当自揣每日可诊几人，限以定数。苟逾此数，令就他医。庶几可从容诊疾，尽心用药，不至误人性命。

《扬州府志》谓郑重光之医，克绍吴普、许叔微之脉，其不在滑寿下。《江都县志》以入笃行传，《仪征续志》虽入方技，而但以泛辞誉之。太史公为扁鹊、司马季主作传，必详述其技。盖人以技传，不详其技，不如不录其人也。此论最合著述之要。近代文人为医家作传，往往以虚辞称扬，不能历叙其治验，即叙治验而不详方案，皆未知纪述之体裁也。

王荸亭先生友亮，作叶天士小传，谓年十二至十八，凡更十七师。闻某人善治某证，即往，执弟子礼甚恭，既得其术辄弃去，故能集众美以成名。善哉！转益多师是我师，艺之精不亦宜乎？

《绍兴府志》载山阴金太常兰之祖辂，精保婴术，终身不计财利，不避寒暑，不先富后贫。越俗医家多出入肩舆，辂年八十余，犹步行，曰：吾欲使贫家子稍受半褕惠耳。又山阴孙燮和，志切救世，专精岐黄，就医者不论贫富，详审精密，检阅方书，几废食寝。此皆可以为医者法也。

医非博物，不能治疑难之症，略举二事以证之。粤东吕某女，为后母尹氏所忌，佯爱之，亲为濯衣，潜以樟木磨如粉，入米浆糊女衣裤，女服之瘙痒不止，全身浮突，酷类麻风。延医疗治，经年不瘳。问名者绝踵不至，将送入疯林。吕不忍，复请名医程某治之。程察脉辨色，见其面无浊痕，手搔肌肤不辍，曰：此必衣服有毒所致。令取其衣涤之，浆澄水底，色黄黑而味烈。程曰：樟屑舂粉，坏人肌肉所致，此必为浣衣者所药，非疯也。弃其衣勿服，病自已。如其言果然。吕询得其情，遂出尹氏事见《东莞欧苏霭楼剩览》。余戚王氏女，遍体红瘰，痛痒不已，饮食为减。延医视之，以为疮也，治数旬不愈。后延名医张梦庐治之，审视再四，曰：此必为壁虱所咬，毋庸医也。归阅帐枕等，检弃壁虱无数，果得瘳。

医鉴

临海洪虞邻《南沙文集》曰：余家有经纪人，劳苦呕血数升，延医视之，用川连、人参、大黄。余诘之曰：既补矣，又泻之，何也？答曰：古方所制者，因秽血未净，故泻之。余曰：是速之死也。亟命勿药，老米粥、厚滋味，令寝食数日，不一旬而强健如故。盖劳苦之人，未尝享有饮食之美，数晨夕之安，得此胜于良药多矣，其愈也固宜。又有舆夫素无疾，忽腰痛肚饱不食，医进以大补药，其夜腰痛益甚，腹大气喘且死。翌日医复视之曰：此中鬼箭也，药物无所施，亟宜禳遣。余叹曰：奈何嫁罪于鬼哉！是中寒伤食者，饮以祛寒化食两大剂，第三日其人抬轿如故。书之以告世之误信庸医者。余谓误信庸医，由于不谙方书，不能不求援于医耳。所可恨者，为医而不深究医理，强作解人，以致误事而不自知也。

吴郡某医，得许叔微《伤寒九十论》，奉为秘本。见其屡用麻黄汤，适治一女子热病无汗，谓是足太阳表证，投以麻黄服之，汗出不止而殒。盖南人少真伤寒，凡热病无汗，以紫苏、葱白、豆豉、薄荷等治之足矣，岂可泥古法乎？

朱子暮年脚气发作，俞梦达荐医士张修之诊视云：须略攻治，去其壅滞，方得气脉流通。先生初难之，张执甚力，遂用其药。初制黄芪、粟壳等，服之小效，遂用巴豆、三棱、莪术等药，觉气快足轻，向时遇食多不下膈之病皆去，继而大腑又秘结，再服温白丸数粒，脏腑通而泄泻不止矣，黄芽、岁丹作大剂投之，皆不效，遂至大故。蔡九峰《梦葬记》详载之。观此知高年人治病，慎不可用攻药也。

祥符县医生胡某，操技精良，当道皆慕名延致。都督某之女，与人私，偶感寒疾，招胡诊之。胡谓此孕脉也。某曰：先生之言信乎？胡曰：非识之真，不敢妄言也。某乃呼女出，以刀剖其腹，视之信然。胡大骇晕仆，良久始苏，归病数月即卒。

胡之艺工矣！惜乎其不知顾忌也。先祖秋畦公宰密县时谂知此事，先生祖母顾太孺人恒为以浩言之。

近世医者，能读《内经》鲜矣，更有妄引经语，致成笑端者。如治不得寐，引"半夏秫米汤，覆杯则卧"，云是厌胜之法，令病者服药后覆盏几上，谓可安卧。治脚疔，引"膏粱之变，足生大疔"，以为确征。不知足者，能也，非专指足而言。又有治瘅疟证，以"阴气先伤，阳气独发"，为《己任编》之言，盖未读《内经》《金匮》，第见《己任编》有是语耳。疏陋若此，乃皆出于悬壶而知名者也。

医贵专门。歙吴章侯太守端甫《攒花易简良方》中"劝行医说"，言之甚为切至，特录之。古法行医，各有专科。近见悬壶之辈，往往明日出道，今日从师，牌书内、外两师传授，甚至兼治瘰、痘、咽喉。探其根底，一无擅长，不过取门数之多，以博钱财。抑知赋质有限，何能兼善？病者不知，恒被贻误。曾见有人患风疹，医视为漆咬而误用清药。又有患火焰疔者，医视为热疮而误用发散诸品，几致不治。此皆不专门故也，可不慎哉！

苏州曹某，状修伟，多髯，医名著一时，而声价自高，贫家延请每不至。巨室某翁有女，待字闺中^①，因病遣仆延曹，仆素憎曹，诒以女已出嫁，今孕数月矣。吴俗大家妇女避客，医至则于床帏中出手使诊，曹按女脉，漫云是孕，翁大骇异。次日，延医至，使其子伪为女诊之，复云是孕。其子褰帏启袴视之曰："我男也，而有孕乎？诬我犹可，诬我妹不可恕也！"叱仆殴之，并饮以粪，跪泣求免，乃剃其髯，以粉笔涂其面，纵

---

① 待字闺中：庞本作"待年闺中"，文义不通，今据上科本改。

之去。归家谢客，半载不出，声望顿衰。太湖滨疡医谢某，技精药良，而居心贪谲，往往乘人之急以为利。邻村某农母患疽求治，以其贫拒之，疽溃遂死。某愤甚。谢有拳勇，数十人不能近。某持刀伏稻间，伺其出，突起刺其腰，谢以所制药敷，治将痊，怒某之刺己也，亟诉之县，循例抬验，县官揭其衣，用力重，衣开皮裂，冒风复溃而卒。某按律抵罪，后遇赦得生。此二人医术皆良，乃一则以傲败名，一则以贪伤身，皆可为戒，故并志之。

徐灵胎《慎疾刍言》曰：少时见前辈老医，必审贫富而后用药。尤见居心长厚，况是时参价犹贱于今日二十倍，尚如此谨慎，即此等存心，今日已不逮昔人矣。此言真可砭俗，近时所称名医，恒喜用新奇之药，以炫其博，价值之昂不计也。甚至为药肆所饵，凡诊富人疾，必入贵重之品，俾药肆获利，此尤可鄙。

《扬州府志·辨高邮州志》称，袁体庵班按脉极捷，以为医之切脉，以审慎为工，捷于按脉，乃市医苟且之为，班断不如是云云。吁！今之医者，鲜不以捷为工，即延医者，亦皆以捷为能，盍深味此言？

南方有割螳螂子之术，小儿蒙其害。徐灵胎《兰台轨范》详辨之，谓即妒乳法，用青黛一钱，元明粉三钱，硼砂一钱，薄荷五分，冰片一分，同研细，擦口内两颐，一日四五次。北方有割瘄之术，妇人蒙其害，兼及小儿。吴鞠通《温病条辨·杂说》辨之，谓：瘄字，考之字书并无是字，焉有是病？此皆庸俗伪造其名，而劣妇秘传其技，借以欺世图利者，明识之人，慎勿为其所惑。

吾人不能遍拯斯民疾苦，宜广传良方，庶几稍尽利济之心。每见得一秘方，深自隐匿，甚至借以图利，挟索重赀，殊甚鄙

7

冷庐医话 卷一

恶。唐白华秘发背方，遂遭虎厄。歙蒋紫垣秘解砒毒方，竟获冥谴。可以为鉴。

乌程钮羹梅福厚，由中书历官郎中，在都门十余年，声望翕然。咸丰八年三月，偶患风温，恶寒自足而起，渐及四肢，身热脉浮，舌苔白。医谓是风寒，用柴胡、葛根、防风、苍耳子等药，遂至神昏躁厥，苔黄便结，更医用石膏、大黄等药，病益危笃。医皆都门有名者，而悖谬乃若此。更医又用理阴煎、复脉汤等，卒不能救而殁，年仅五十有六。羹梅为余舅氏，周愚堂先生之婿，好学敦品，气度雍容，咸谓可享上寿而跻显秩，乃为庸医所戕，亦可惜矣！余见风温、湿温等证，凡用风药升提，伏热陷入心胞，无不神昏厥逆而毙，当此即用清营汤、至宝丹、紫雪丹等，湔涤中宫，犹可挽回于万一。使认为阳明经腑症，一误再误，则生路绝矣。

作事宜从容详慎，为医尤慎。不特审病当然即立方，亦不可欲速贻误。杭州某医治热病，用犀角七分，误书七钱，服药后胸痛气促而殒。病家将控之官，重贿乃已。某医治暑症，用六一散又用滑石，服之不效，大为病家所诉。此皆由疏忽致咎也。

治痈疽之法，不可轻用刀[①]，破脓针疾之法，必先精究穴道，一或不慎，适以伤人。过事有可以为鉴者。杭城行善者，设局延医以拯贫人，外科李某与焉。农夫某，脚生痈，李开刀伤其大筋，遂成废人，农夫家众殴李几毙。吾里有走方医人，治某哮病，以针贯胸，伤其心，立时殒命，医即日遁去。

乌程周岷帆学士学源，才藻华美，咸丰九年，大考一等第

---

① 用刀：庞本作"用月"，文义不通，今据上科本改。

二，由编修擢侍讲学士，旋丁外艰回籍。十一年，避乱苕南，臀生瘤有年矣。因坐卧不便，就菱湖疡医费某治之。费谓可用药攻去，予以三品一条枪，大痛数日，患处溃烂翻花，复投以五虎散，药用蜈蚣、蜣螂、全蝎等味，服后体疲神愦，遽卒，年仅四旬。往岁余馆湖城，及寓京邸，恒与岷帆谈艺论诗，昕夕忘倦，今闻其逝也，深恨庸医之毒烈，无异寇盗，特书于此，以志恫焉。是年余避难柳丝，有邻女陈桂姐，手生痫毒，亦为费某开刀伤筋，痛甚不能收口，就余医治得瘥。大抵近世疡医，皆从《外科正宗》，治法专用霸功，误人甚多，学者当以为戒。

慎疾

王叔和《伤寒论·序例》云：凡人有疾，不时即治，隐忍冀瘥，以成痼疾。小儿女子，益以滋甚，时气不和，便当早言，寻其邪由，及在腠理，以时治之，罕有不愈者。患人忍之数日乃说，邪气入脏，则难可制。徐灵胎《医学源流论》云：凡人少有不适，必当即时调治，断不可忽为小病，以致渐深，更不可勉强支持，使病更增，以贻无穷之害。

余在台州时，同官王愚庵先生，年五旬余，患时感症，坚守不服药为中医之戒，迁延数日，邪热内闭，神昏，家人延医诊治无及而卒。又余戚秀水王氏子，年方幼稚，偶患身热咳嗽，父母不以为意，任其冒风嬉戏，饮食无忌，越日疹发不透，胸闷气喘，变症毕现，医言热邪为风寒所遏，服药不效而卒。此皆不即调治所致也。

真空寺僧能治邝子元心疾，令独处一室，扫空万缘，静坐月余，诸病如失。海盐寺僧能疗一切劳伤、虚损、吐血、干劳之症，此僧不知《神农本草》《黄帝内经》，惟善于起居得宜，饮食消息，患者住彼寺中，三月半年，十愈八九。观此知保身却病之方，莫要于怡养性真，慎调饮食，不得仅乞灵于药饵也。

北方人所眠火坑，南方人用之，体质阴虚者，多深入火气，每致生疾。吾邑张侯舫孝廉维，留寓京师，久卧火坑，遂患咳嗽。医者误谓肺虚，投以五味子、五倍子等药，竟至殒命。张贫而好学，品复端谨，中年不禄，士林惜之。

凡从高坠下而晕绝者，慎勿移动，俟其血气复定而救之，有得生者。若张惶扶掖以扰乱之，百无一生。余戚沈氏之女，年甫十岁，从楼堕地晕死，急延医视之曰：幸未移动，尚可望生，否则殆矣。乃以药灌之，移时渐苏而安。治跌损者，人尿煮热洗之，灌之良。

读《续名医类案》而知移动之禁，非独坠跌者宜然也，备录之。张子和治叟年六十余，病热厥头痛，以其用涌药时已一月间矣，加之以火，其人先利，年高身困，出门见日而仆不知人，家人惊惶欲揉扑之，张曰：大不可扰。与西瓜、凉水、蜜雪，少顷而苏。盖病人年高涌泄，则脉易乱，身体内有炎火，外有太阳，是以跌仆，若更扰之，便不救矣。汪石山治人卒厥，暴死不知人，先因微寒发热，面色姜黄，六脉沉弦而细，知为中风久郁所致，令一人紧抱，以口接其气，徐以热姜汤灌之，禁止喧闹，移动则气不返矣，有顷果苏，温养半月而安。不特此症为然，凡中风、中气、中寒、暴厥，俱不得妄动以断其气。《内经》明言：气复返则生。若不谙而扰乱，其气不得复，以致夭枉者多矣。魏玉璜曰：遇卒暴病，病家医士皆宜知此。盖暴病多火，扰之则正气散而死也。余女年十八，忽暴厥，家人不知此，群集喧哄，又扶挟而徙之他所，致苏复绝，救无及矣。

今录张、汪二案，五内犹摧伤也。

保生

苏子瞻曰：伤生之事非一，而好色者必死。旨哉斯言！士大夫禄位既隆，更思快心悦志，往往昵近房帏，讲求方术，不知适以自促其生。偶见《野获编》所记云："大司马谭二华纶，受房术于陶仲文，时尚为庶僚，行之而验。又以授张江陵，寻致通显。谭行之二十年，一夕御妓女而败，时年甫逾六十，自揣不起，嘱江陵慎之。张用谭术不已，日以枯瘠，亦不及下寿而终。夫谭、张皆一代伟人，而犹纵欲殒身，可见色之易溺人也。自非脱然于情欲之私，而见之卓守之坚，乌能不为所害哉！

凡人于情欲，最难割断。观宋《李庄简集》中，客有见馈温剂云可壮元阳，因感而作诗，窃叹其淡泊之怀，坚定之守，为不可及也。诗云：世人服暖药，皆云壮元阳。元阳本无亏，药石徒损伤。人生百岁期，南北随炎凉。君看田野间，父老多康强。茅檐弄儿孙，春陇驱牛羊。何曾识丹剂，但喜秫黍香。伊余十年谪，日闻贵人亡。金丹不离口，卯妙常在傍。真元日渗漏，滓秽留空肠。四大忽分离，一物不得将。歌喉变哀音，舞衣换缞裳。炉残箭镞砂，箧余鹿角霜。咄哉此愚夫，取药殊未央。我有出世法，亦如不死方。御寒须布帛，欲饱资稻粱。床头酒一壶，膝上琴一张。兴来或挥手，客至亦举觞。涤砚临清池，抄书傍明窗。日用但如斯，便觉日月长。参苓性和平，扶衰固难忘。恃药恣声色，如人蓄豺狼。此理甚明白，吾言岂荒唐。书为座右铭，聊以砭世盲。"读此可以见所养之纯，宜其久居瘴乡而神明不衰，克跻上寿也。士大夫能如公之守身，有不康强逢吉者乎？公又与萧德超书云：张全真在会稽搜求妙丽，丹砂茸附，如啖鱼肉，徒恣嗜欲耳。自谓享荣贵，得便宜，今为一丛枯骨，有甚便宜？到这里，便世尊诸大菩萨出来，也救不得，岂不哀哉！此可为溺情燕私者当头棒喝。

养生家有行房禁忌日期，人每以为迂而忽之，不知世间常有壮年得病暴亡，未始不由于此。至于合婚吉期，往往不避分至节气，少年恣欲，隐乖阴阳之和，病根或因之而伏，不可不留意也。

采战之术乃邪说也。孙真人《千金方·房中补益篇》详房中之术，且谓能御十二女而不施泻者，令人不老。有美色，若御九十三女而自固者，年万岁。此等论说，疑是后人伪托。夫见色必动心，况交合之际，火随欲煽，虽不施泻，真精必因之而耗，安能延年？又治阳不起壮阳道方，用原蚕蛾、蛇床子、附子等味，以此示人，必将假热药以纵欲，而贻害无穷。曾谓济物摄生如真人，而忍出此乎？男子破身迟，则精力强固。凡育子者，最防其知识早开，天真损耗，每至损身。当童蒙就传之时，尤宜审择俦侣，勿令比匪致伤。余族侄某，成童时至亲戚读书，同塾六人，有沈氏子年最长，导诸童以淫亵事。数年后，诸童病瘵死者三人，侄亦一病几殆。又如俊仆韶婢，皆不宜使之相亲。长洲陈公子甫婚而咯血，其母虑溺于燕婉，命居书室，一老奴一稚僮侍寝，老奴嗜酒，夜即酣睡，公子遂与僮私，病转增剧，比其母知之，则已沉痼，竟致不起。此所谓但知其一，不知其二，可不鉴诸？沈氏子余曾见之，屡应童子试不售，四十余岁潦倒以卒，殆薄行之报。

人至中年，每求延寿之术。有谓当绝欲者，有谓当服食补剂者。余谓修短有命，原不可以强求，如必欲尽人事，则绝欲戒思虑，二者并重，而绝欲尤为切要。至于服食补剂，当审气体之宜，慎辨药物，不可信成方而或失之偏，转受其害也。

卢子繇《伤寒论疏钞金錍》云：人不见风，龙不见石，鱼不见水，鬼不见地，犹干禄者之不见害也。余为续之曰：人不见风，龙不见石，鱼不见水，鬼不见地，犹好色者之不见病也。盖人能不为财色所溺，则于保生之道，思过半矣。

行房忍精不泄，阻于中途，每致成疾。如内而淋浊，外而便毒等症，病者不自知其由，医者鲜能察其故，用药失宜，因而殒命者多矣，可不慎欤？

《史记·太仓公传》载其诊疾二十有四，得之内者有七，而死不治者有四。其一因于饮酒且内，其一因于盛怒接内，其一因于得之内而复为劳力事。养生者识此，当知所戒矣。

咽气不得法，反足为害。惟咽津较易，亦甚有益。每日于闲暇时，正坐闭目，以舌遍扰口中三十六次，津既盈满，分作三次咽下咽时喉中须咽咽作声，以意送至丹田。此法行之久久，大可却病延年。余表兄周荔园士煜，中年便血，误服热药，遂成痼疾，身羸足痿，十载不痊，后乃屏弃方药，专行此法，一年之后，诸恙悉愈，身体亦强健如初。

杭州郎二松，十三岁患瘵垂危，闻某庵有道士功行甚高，往求治之，道士教以行八段锦法，谓能疗疾，并可延年，遵而行之，三月后病去若失。

张景岳称其父寿峰公，每于五更咽气，因作嗳以提之使吐，每月行吐法一二次，阅四十余年，愈老愈健，寿至八旬以外。俞惺斋非之，以为阳明胃脉下行为顺，若吐则上逆，频吐理当损寿，何反益寿？殊未敢信。此说良是。夫古人汗吐下三法，皆治实证，若属虚证，均非所宜。张寿峰以吐而得寿，必体质强健，或素有痰饮，乃借吐以推荡积垢，他人不得轻易效之。

慎药

乩方之风，于今尤甚。神仙岂为人治病，大率皆灵鬼耳，故有验有不验。余所目击者，都门章子雅患寒热，乩方用人参、黄芪，痰塞而殒。萧山李仪轩老年足痿，乩方用附子、熟地、羌活、细辛等味，失血而亡。彼惑于是者，效则谓仙之灵，不效则谓其人当死，乃假手于仙以毙之也。噫！是尚可与言乎？

药以养生，亦以伤生，服食者最宜慎之。秀水汪子黄孝廉同年蕊，工诗善书，兼谙医术。道光乙未，余与同寓都城库堆胡同，求其治病者踵相接。丙申正月，汪忽患身热汗出，自以为阳明热邪，宜用石膏，服一剂，热即内陷，肤冷、泄泻、神昏，三日遽卒。医家谓本桂枝汤证，不当以石膏遏表邪也。嵊县吴孚轩明经鹏飞，司铎太平，壬寅六月科试，天气大热，身弱事冗，感邪遂深。至秋仲疾作，初起恶寒发热，病势未甚。绍台俗，病者皆饮姜汤，而不知感寒则宜，受暑则忌也。服二盏，暑邪愈炽，遂致不救。又有不辨药品而致误者，归安陈龙光业外科，偶因齿痛，命媳煎石膏汤服之，误用白砒，下咽腹即痛，俄而大剧，询知其误，急饮粪清吐之，委顿数日始安，犹幸砒汤仅饮半盏，以其味有异而舍之，否则殆矣。吾邑陈庄李氏子，夏月霍乱，延医定方，有制半夏二钱，适药肆人少而购药者众，有新作伙者，误以附子与之，服药后腹即大痛发狂，口中流血而卒。李归咎于医，医谓药不误，必有他故，索视药渣，则附子在焉。遂控药肆于官，馈以金乃已。

世俗喜服热补药，如桂、附、鹿胶等，老人尤甚，以其能壮阳也。不知高年大半阴亏，服之必液耗水竭，反促寿命。余见因此致害者多矣。

禽虫皆有智慧，如虎中药箭而食青泥，野猪中药箭食荠苨，雉被鹰伤贴地黄叶，鼠中矾毒饮泥汁，蛛被蜂螫以蚯蚓粪掩其伤，又知啮芋根以擦之，鹳之卵破以漏药缠之。方书所载，不可胜数。今人不辨药味，一遇疾病，授命于庸医之手，轻者重，重者致死，亦可哀已。

凡服补剂，当审气体之所宜，不可偏一致害。叶天士《景岳全书发挥》云：沈赤文，年二十，读书明敏过人，父母爱之，将毕姻，合全鹿丸一料，少年四人分服，赤文于冬令服至春初，忽患浑身作痛，渐渐腹中块痛，消瘦不食，渴喜冷饮，后服酒蒸大黄丸，下黑块无数，用水浸之，胖如黑豆，始知为全鹿丸所化，不数日热极而死。同服三少年，一患喉痹，一患肛门毒，一患吐血咳嗽，皆死。此乃服热药之害也。叶天士《医验录》云：黄朗令六月畏寒，身穿重棉皮袍，头带黑羊皮帽，吃饭则以火炉置床前，饭起锅热极，人不能入口者，彼犹嫌冷，脉浮大迟软，按之细如丝。此真火绝灭，阳气全无之证也。方少年阳旺，不识何以至此，细究其由，乃知其父误信人云，天麦二冬膏，后生常服最妙。遂将此二味熬膏，令早晚日服勿断，服之三年。一寒肺，一寒肾，遂令寒性渐渍入脏，而阳气浸微矣。是年春，渐发潮热，医投发散药，热不退，而汗出不止，渐恶寒，医又投黄连、花粉、丹皮、地骨皮、百合、扁豆、贝母、鳖甲、葳蕤之类，以致现症若此。乃为定方，用人参八钱，附子三钱，肉桂、炮姜各二钱，川椒五分，白术二钱，黄芪三钱，茯苓一钱，当归钱半，川芎七分。服八剂，去棉衣，食物仍畏冷，因以八味加减，另用硫黄为制金液丹，计服百日而后痊愈。此则服凉药之害也。人之爱子者，可不鉴于此，而慎投补剂乎？

程杏轩治汪木工夏间寒热，呕泻，自汗，头痛。他医与疏表和中药，呕泻止，而发热不退，汗多口渴，形倦懒言，舌苔微黄而润，脉虚细。据经言，脉虚身热，得之伤暑。因用清暑益气汤加减，服一剂，夜热更甚，谵狂不安。次早复诊，脉更细，舌苔色紫肉碎，凝有血痕，渴嗜饮冷，此必热邪内伏未透，当舍脉从证，改用白虎汤加生地、丹皮、山栀、黄芩、竹叶、灯心，服药后，周身汗出，谵狂虽定，神呆，手足冰冷，按脉至骨不现脉伏可与壶仙翁治风热症参观，阖目不省人事，知为热厥，舌苔形短而厚，满舌俱起紫疱，大如葡萄，并有青黄黑绿杂色罩于上，辞以不治。其母哀恳拯救，乃令取紫雪蜜调涂舌，前方加入犀角、黄连、元参以清热，金汁、人中黄、银花、绿豆以解毒，另用雪水煎药。厥回脉出，舌疱消苔退，仅紫干耳。再剂热净神清，舌色如常。是役也，程谓能审其阳证似阴于后，未能察其实证类虚于前，自咎学力未到，盖以初用清暑益气汤之误也。因思此汤，最不可轻用，况因伤暑而脉虚，外见汗多口渴等症，则尤不当用也。

医家以丸散治病，不可轻信而服之。吾里有患痞者，求治于湖州某医，医授丸药服之，痞病愈而变臌胀以死。又有婴儿惊风，延某医治之，灌以末药不计数，惊风愈而人遂痴呆，至长不愈，其药多用朱砂故也。

世人喜服参术，虚者固得益，实证适足为害。苏州某官之母，偶伤于食，又感风邪，身热不食，医者以其年高体虚，发散药中杂参术投之，病转危殆。其内侄某知医，适从他方至，诊其脉，且询起病之由，曰：右脉沉数有力，体虽羸而神气自清，此因伤食之后，为补药所误，当以峻药下之。乃用大黄、槟榔、厚朴、莱菔子之属，一剂病如故。众疑其谬，某谓药力未到，复投二剂，泄去积滞无算，病遂瘳。此可为浪服补药之鉴。

世俗每谓单方外治者，非比内服，可放胆用之，不知亦有被害者。《续名医类案》云：一僧患疮疥，自用雄黄、艾叶燃于被中熏之，翌日遍体燃肿，皮破水出，饮食不入，投以解毒不应而死。盖毒药熏入腹内而散真气，其祸如此。又云：余举家生疮，家人亦用此方熏之，疮不愈，未几銮儿出痘，症极凶，药不能下咽而殁，殆亦受其毒耳。窃意所患疮，当是热毒，以热攻热，毒乃益炽。故凡用药，先宜审明阴阳虚实，不得谓外治无害而漫试之。

身躯肥瘦，何关利害？而随郡王子隆体肥，乃服芦茹丸以消。名位升沉，何与荣辱？寇莱公望得相，乃服地黄兼饵莱菔。推之服金丹以求仙，反促其寿。饵春药以求子，转伤其生。皆逐末忘本者也。

鄱阳名医周顺，谓古方不可妄用，如《圣惠》《千金》《外台秘要》，所论病原脉症及针灸法，皆不可废，然处方分剂，与今大异，不深究其旨者，谨勿妄用。有人得目疾，用古方治之，目遂突出。又有妇人产病，用《外台秘要》坐导方，反得恶露之疾，终身不瘥。余谓古方固勿妄用，近世所传单方，尤当慎择用之。朱子藩眉极少，方士令服末子药六七厘，眉可即生，戒以服药后须避风。服之夕即有汗，偶值贼至，乃出庭除，及归寝，大汗不能止，几至亡阳，后竟不寿。见《折肱漫录》。湖州胡氏子患水肿，服药不效，有教以黑鱼一尾，入绿矾腹中，烧灰服之，服后腹大痛遽死。夫古方、单方，用之得当，为效甚速。但当审病症之所宜，且勿用峻厉之药，庶几有利而无弊耳。

士大夫不知医，遇疾每为俗工所误，又有喜谈医事，研究不精，孟浪服药以自误。如苏文忠公事，可恍叹焉。建中靖国元年，公自海外归，年六十六，渡江至仪真，舣舟东海亭下，登金山妙高台时，公决意归毗陵，复同米元章游西山，迺暑南窗松竹下，时方酷暑，公久在海外，觉舟中热不可堪，夜辄露坐，复饮冷过度，中夜暴下，至旦惫甚，食黄芪粥觉稍适。会元章约明日为筵，俄瘴毒大作，暴下不止，自是胸膈作胀，却饮食，夜不能寐。十一日发仪真，十四日疾稍增，十五日热毒转甚，诸药尽却，以参苓瀹汤而气浸止，遂不安枕席。公与钱济明书云：某一夜发热不可言，齿间出血如蚯蚓者无数，迨晓乃止，困惫之甚。细察病状，专是热毒根源不浅，当用清凉药，已令用人参、茯苓、麦门冬三味煮浓汁，渴即少啜之，余药皆罢也。庄生闻在宥天下，未闻治天下也，三物可谓在宥矣，此而不愈则天也，非吾过也。二十一日，竟有生意，二十五日疾革，二十七日上燥下寒，气不能支，二十八日公薨。余按：病暑饮冷暴下，不宜服黄芪，迨误服之。胸胀热壅，牙血泛溢，又不宜服人参、麦门冬。噫！此岂非为补药所误耶？近见侯官林孝廉《昌彝射鹰诗话》云：公当暴下之时，乃阳气为阴所抑，宜大顺散主之，否则或清暑益气汤，或五苓散，或冷香引子，及二陈汤，或治中皆可选用，既服黄芪粥，邪已内陷，胸作胀以为瘴气大作，误之甚矣，瘴毒亦非黄芪粥所可解，后乃牙龈出血，系前失调达之剂，暑邪内干胃腑，宜甘露饮、犀角地黄主之，乃又服麦门冬饮子及人参、茯苓、麦门冬三物，药不对病，以致伤生，窃为公惜之云云。余谓甘露饮、犀角地黄汤用之，此病固当。至桂、附等味，公之热毒如是之甚，亦不可用也。

　　用药最忌夹杂，一方中有一二味即难见功。戊午季春，余自武林旋里，舟子陈姓病温，壮热无汗，七日不食，口渴胸痞，咳嗽头痛,脉数,右甚于左,杭医定方,用连翘、瓜蒌皮、牛蒡子、冬桑叶、苦杏仁、黑山栀、象贝、竹叶、芦根,药皆中病,惜多羚羊角、枳壳二味。服一剂,病不减,胸口闷,热转甚,求余诊治。余为去羚羊角、枳壳,加淡豆豉、薄荷,服一剂,汗出遍体,即身凉能食,复去淡豆豉、牛蒡子,加天花粉,二剂痊愈。因思俗治温热病,动手即用羚羊角、犀角,邪本在肺胃,乃转引之入肝心,轻病致重,职是故耳。

陶谷《清异录》云:昌黎公愈,晚年颇亲脂粉,故事服食,用硫黄末搅粥饭啖鸡男,不使交,千日烹庖,名火灵库,公间日进一只焉,始亦见功,终致绝命。以湉按:白乐天诗中"退之服硫黄"句,昔人已辨其非昌黎公,陶氏此说,未必可信,然亦足征服食之当谨也。

求医

汉·郭玉曰:贵者处尊高以临臣,臣怀怖慑以承之,其为疗也,有四难焉:自用意而不任臣,一难也;将身不谨,二难也;骨节不强不能药,三难也;好逸恶劳,四难也。夫玉为一代良工,而犹若此,矧在中医,使临以威严,必畏栗失措,而诊治有误矣。《薛立斋医案》云:一稳婆止有一女,分娩时,巡街御史适行牌,取视其室,分娩女因惊吓,未产而死。后见御史以威颜吩咐,遄视产母,胎虽顺而顾偏在一边,以致难产,因畏其威,不敢施手,由是母子俱不能救。即此推之,凡求医治病,断不可恃势分之尊也。

凡病不能自治,必求治于医者,而其要则有四焉:一曰择人必严,医者之品学不同,必取心地诚谨,术业精能者,庶可奏功；一曰说症必详，脉理渊微，知之者鲜，惟问可究病情，乃医之自以为是者，往往厌人琐语，而病家亦不能详述，此大误也。故凡求医诊治，必细述病源，勿惮其烦；一曰察药必慎，药之伪者不必论，即寻常品味，肆中人粗心，往往以他物搀溷，必亲自检视，方免舛误，至炮煎诸法，亦宜精审，服之斯可获效；一曰录方必勤心，俗于医者所定之方，服药既讫，随手弃掷，余谓宜汇录一册，以备检阅，此不过举手之劳耳，有心人见之，则上工之治验，固可采以示法，中工之方案，亦可因以征学识之浅深，品诣之高下，而定其取舍矣。

《钱塘县志·方技传》：沈好问精小儿医，尤善治痘。江鲁陶子一岁，痘止三颗，见额上、耳后、唇傍。好问曰：儿痘部位心、肾、脾三经逆传，土克水，水克火，宜攻不宜补，攻则毒散，补则脏腑相戕。治至十四日，痘明润将成矣。好问曰：以石膏治之，恐胃土伤肾水。俗医怜儿小，谬投以参，好问见之，惊曰：服参耶？不能过二十一日矣。儿卒死。夫治痘已有成效，竟为庸医所误，由于恒情皆畏攻而喜补也，此亦可为任医不专之戒。

赠医诗鲜有佳者。近阅临川李小湖回卿联琇《好云楼初集》中，有赠医士费晋卿明经诗，语殊警惕。咸丰中，回卿督学江苏，知江苏有二名医，一为阳湖吴仲山羡融，居印墅，一为武进费晋卿伯雄，居孟河城，遂并访之。吴以回卿未有子，投补剂为嗣育计。费谓回卿肝阳过旺，心肾两亏，投以养心平肝之剂。回卿主费说，因赠以诗云：儒林与文苑，千秋照简编。岂无艺术传，别表冠世贤。华佗许颖宗，妇孺惊若仙。本草三千味，《难经》八十篇。格致即圣学，名与精神传。况用拯危殆，能夺造化权。活人较良相，未知谁后先。莘渭不巷遇，只手难回天。

孟城一匹夫，所值蒙生全。日济什百人，功德几万千。大哉农轩业，托始尧舜前。

诊法

寇宗奭云：凡看妇人病，入门先问经期。张子和云：凡看妇病，当先问娠。又云：凡治妇病，不可轻用破气行血之药，恐有娠在疑似间也。彭用先云：凡看产后病，须问恶露多少有无。此妇科要诀也。沈芊绿云：婴儿脏气未全，不胜药力，周岁内非重症，勿轻易投药，须酌法治之。即两三岁内，形气毕竟嫩弱，用药不可太猛，峻攻峻补，反受药累。此幼科之要诀也。王洪绪云：痈与疽，截然两途。红肿为痈，治宜凉解；白陷为疽，治宜温消。又云：惟疔用刺，其余概不轻用刀针，并禁升降痛烂二药。此外科要诀也。

《伤寒论》六经提纲，大半是凭乎问者。至如少阳病，口苦，咽干，目眩，及小柴胡汤证，往来寒热，胸胁苦满，默默不欲饮食，心烦喜呕等，则皆因问而知，此孙真人所以未诊先问也。

脉

大肠脉候左寸，小肠脉候右寸，此《脉诀》之言也。自滑伯仁候大小肠于两尺，李士材称为千古只眼，后人遂皆信之。余考汪石山《脉诀刊误》，辨正叔和之说甚多，而独于左寸候心、小肠，右寸候肺、大肠，未尝以为非，谓以腑配脏，二经脉相接，故同一部也。又昌邑黄坤载元御，谓脉气上行者，病见于上，脉气下行者，病见于下。手之三阳，从手走头，大、小肠位居至下，而脉则行于至上，故与心、肺同候于两寸。其说亦精，可正滑说之误。

杨仁斋谓脉沉细、沉迟、沉小、沉涩、沉微之类，皆为阴；沉滑、沉数、沉实、沉大之类，皆为阳。一或误施，死生反掌。余谓亦有不尽然者，按《名医类案·火热门》，壶仙翁治风热不解，两手脉俱伏。时瘟疫大行，他医谓阳证见阴不治，欲用阳毒升麻汤升提之。翁曰：此风热之极，火盛则伏，非时疫也，升之则死矣。投连翘凉膈之剂，一服而解。又按《脉诀》歌谓：伤寒一手脉伏曰单伏，两手曰双伏，不可以阳证见阴为诊。乃火邪内郁，不得发越，阳极似阴，故脉伏，必有大汗而解。时证见此脉不少，习医者宜审之，不可专主杨氏之说而为所误也。

仲景《伤寒论》：结胸热实，脉沉而紧，心下痛，按之石硬者，大陷胸汤主之。《金匮》论：寒疝绕脐痛，若发则白津出，手足厥冷，其脉沉紧者，大乌头煎主之。同一沉紧之脉，一则属热，一则属寒，然则临证者，岂可专凭脉乎？

《上海县志·艺术门》载姚蒙善医，尤精《太素》脉。邹来学巡抚召之视疾，姚曰：公根器上别有一窍出汗水。邹大惊曰：此余秘疾，汝何由知？姚曰：以脉得之，左关滑而缓，肝第四叶有漏通下故也。邹求药。曰：不须药，到南京便愈。以手策之曰：今是初七，约十二日可到。邹即行，果十二日晨抵南京而卒。夫预决死期，脉理精者能之，至因关脉之滑而缓，知其有漏通下，恐无是事也。志书好为夸张之辞，往往若是。

李东璧《奇经考》云：凡八脉不拘制于十二正经，无表里配合，故谓之奇。盖正经犹夫沟渠，奇经犹夫湖泽，正经之脉隆盛，则溢于奇经，故秦越人比之天雨降下，沟渠溢满，霶霈妄行，流于湖泽。按此则"奇"字当读作"奇偶"之"奇"。无表里配合。有读作"奇正"之"奇"者，非也。

脉象虚实疑似之间，最难审察。易思兰治一产妇医案有云：凡诊脉遇极大极微者，最宜斟酌。如极大而无力，须防阳气浮散于外。如极微之脉，久久寻而得之，于指稍稍加力，按之至骨愈坚牢者，不可认作虚寒。今此症六部皆无脉，尺后则实数有力，所谓伏匿脉也。阳匿于下，亢之极矣，岂可泥于产后禁用寒凉哉？其辨别脉象、至为精细，为医者当熟复其言。

鬼祟之脉，忽大忽小，忽数忽迟。虫症之脉，乍大乍小。盖皆无一定之形也。至若气郁痰壅之症，每因脉道不利，迟数不调，最宜审察。虚者之脉，亦有至数不齐者。《汪石山医案》一人患泄精，脉或浮濡而驶，或沉弱而缓，汪曰：脉之不常，虚之故也。用人参为君，加至五钱而病愈。

脉有六阴，亦有反关，诊病者，均宜详审。吴郡某医有声于时，一达官新纳姬人，忽患心痛，痰涌手厥，某诊其两手无脉，辞不治。易医诊脉，知是反关，一剂而愈。某之名望顿减。

明·王文恪公震泽长语云：徐文定公为詹事时，至苏城，闻王时勉明医也，令诊之。时勉既诊，以公脉有歇至，不敢言。公曰：吾脉素有异。时勉曰：如是无妨。然则脉又有歇至而非为病，临症者可不详察乎？钱塘梁氏玉绳《瞥记》谓近有人只一手有脉，一手无脉，此理殊不可晓，此又临症者所当知也。

《汪石山医案》载王宜人产后因沐浴，发热呕恶，渴欲饮冷水瓜果，谵语若狂，饮食不进，体丰厚不受补，医用清凉，热增剧。石山诊之，六脉浮大洪数，曰：产后暴损气血，孤阳外浮，内真寒而外假热，宜大补气血。与八珍汤加炮姜八分，热减大半。病人自知素不宜参芪，不肯再服。过一日复大热如火，复与前剂，潜加参、芪、炮姜，连进二三服，热退身凉而愈。此段病情脉象无一可以用温补者，医安得不用清凉？迨服清凉而热增剧，始知其当用温补。然非如汪之有胆识，亦不能毅然用之。再其脉虽浮大洪数，而按之必无力，与叶思兰所云见前相合，此可于言外得之。

元和江艮庭声《论语俟质》，谓孔子圣无不通，焉有不知医者，自牖执手，切其脉也，既切脉而知其疾不治，故曰：亡之命矣。夫其说未经人道，然《礼记》疏有夫子脉诀之说，则江说亦自有因。况疾为子之所慎，岂慢以任之医人，而不究其理乎？或谓孔子既知医，何以康子馈药而曰未达？余曰：药当是丸散之类，不知其为何物，即知之而莫辨其种之善否，故曰：未达，不敢尝。

《魏书·术艺列传》：显祖欲验徐謇之所能，置诸病人于幕中，使謇隔而脉之，深得病情，兼知色候。后高祖疾大渐，謇诊治有验，酬赉甚渥，下诏有"诚术两输，忠妙俱至"之语，其艺可谓精矣。乃文诏皇太后之怀世宗也，梦为日所逐，化为龙而绕后，后寤而惊悸，遂成心疾，王显诊脉云：非有心疾，将是怀孕生男之象。而謇则谓是微风入脏，宜进汤加针。所谓智者千虑，必有一失，医道真不易言也。

脉数时一止为促，促主热，然亦有因于寒者，如伤寒脉促，手足厥逆，可灸之。注家谓真阳之气本动，为寒所迫，则数而促也。脉缓时一止为结，主寒，然亦有因于热者，如太阳，病身黄，脉沉结，少腹硬，小便利，其人如狂者，血证谛也，抵当汤主之。注家谓湿热相搏，脉缓为湿，所以里湿之脉当见沉结也。观此益知临症者不可专凭脉矣。

用药

徐之才十剂：宣、通、补、泄、轻、重、滑、涩、燥、湿。王好古补二种曰：寒可去热，大黄、芒硝之属是也；热可去寒，附子、官桂之属是也。药之用已无遗。《心印绀珠经》标十八剂之目曰：轻、解、清、缓、寒、调、甘、火、暑、淡、湿、夺、补、平、荣、涩、温、和，则繁而寡要矣。

郑康成《周官·疾医》注：五谷：麻、黍、稷、麦、豆。《素问》以麦、黍、稷、稻、豆为五谷，分属心、肝、脾、肺、肾，治病当从之。《程杏轩医案》辑录治胸脘胀痛，泛泛欲呕，食面尚安，稍饮米汤，脘中即觉不爽，谓肝之谷为麦，胃弱故米不安，肝强故麦可受，当用安胃制肝法，此得《内经》之旨者也。

名家治病，往往于众人所用方中加一药味，即可获效。如宋徽宗食冰太过患脾疾，杨吉老进大理中丸，上曰：服之屡矣。杨曰：疾因食冰，请以冰煎此药，是治受病之源也。果愈。杜清碧病脑疽，自服防风通圣散，数四不愈。朱丹溪视之曰：何不以酒制之？清碧乃悟，服不尽剂而愈。张养正治闻教谕羸疾，吴医皆用三白汤无效，张投熟附二三片，煎服即瘥。缪仲淳治王官寿遗精，闻妇人声即泄，瘠甚欲死，医者告术穷。缪之门人以远志为君，莲须、石莲子为臣，龙齿、茯神、沙苑蒺藜、牡蛎为佐使，丸服稍止，然终不断。缪加鳔胶一味，不终剂即愈。叶天士治难产，众医用催生药不验，是日适立秋，叶加梧桐叶一片，药下咽即产。嘉定何弁伯患呕吐，医用二妙丸不效，徐灵胎为加茶子四两，煮汤服之遂愈。因其病茶积，故用此为引经药。略识数条，以见治病者必察理精而运机敏，始能奏捷功也。

邹润安治一人暑月烦懑，以药搐鼻不得嚏，闷极，遂取药四五钱匕，服之，烦懑益甚，昏不知人，不能言语。盖以药中有生半夏、生南星等物也。邹谓南星、半夏之毒，须姜汁乃解，盛暑烦懑，乌可更服姜汁？势必以甘草解之，但其味极甘，少用则毒气不解，服至一二钱，即不能更多，因以甘草一斤蒸露饮之，饮尽而病退。凡病者畏药气之烈，恶药味之重，皆可仿用此法。陈载庵尝治一人，热甚喉痛，用甘草、桔梗、连翘、马勃、牛蒡子、元参等味，其人生平饮药即呕，坚不肯服而病剧，又不能不进药，乃令以药煎露，饮二十余碗而全愈。

许允宗治王太后病风不能言，以防风、黄芪煎汤数斛，置床下熏蒸，使口鼻俱受，此夕便得语。陆严治徐氏妇产后血闷暴死，胸膈微热，用红花数十斤，大锅煮汤，盛木桶，令病者寝其上熏之，汤气微，复进之，遂得苏。此善师古法者也。李玉治痿，谓病在表而深，非小剂能愈，乃熬药二锅，倾缸内稍冷，令病者坐其中，以药浇之，逾时汗大出立愈，则又即其法而变化之。医而若此，与道大适矣。

吴人畏服重药，马元仪预用麻黄浸豆发蘗，凡遇应用麻黄者，方书大黄豆卷，俾病家无所疑惧。当时治病皆于医家取药。徐灵胎治张某病当用大黄，恐其不服，诡言以雪蛤蟆配药制丸，与服得瘥。此可想见良工心苦，非拘方之士所能及也。

病有因偏嗜食物而成者，非详问得之，奚由奏效？前人治验，略志数则，以资玩索。朱丹溪治叔祖泄泻，脉涩而带弦，询知喜食鲤鱼，以茱萸、陈皮、生姜、砂糖等药探吐胶痰而泻止。林学士面色顿青，形体瘦削，夜多惊悸，杜某询知喜食海蛤，味咸故心血衰，令多服生津液药而病愈。富商患腹胀，百药无效，反加胃呕，食减尪羸，一草泽医询知夏多食冰浸瓜果，取凉太过，脾气受寒，医复用寒凉，重伤胃气，以丁香、木香、官桂健脾和胃，肺气下行，由是病除。赵尹好食生米而生虫，憔悴萎黄，不思饮食，用苍术米泔水浸一夜，剉焙末，蒸饼丸，米汤下而愈。吴孚先治长夏无故四肢厥冷，神昏不语，问之曾食猪肺，乃令以款冬花二两，煎汤灌之而痊，盖所食乃瘟猪肺也。沈绛治肃王嗜乳酪获疾，饮浓茶数碗，荡涤膈中而愈。薛立斋治一老人，似痢非痢，胸膈不宽，用痰痢等药不效，询知素以酒乳同饮，为得酸则凝结，得苦则行散，遂以茶茗为丸，时用清茶送三五十丸，不数服而瘥。吴廷绍治冯延巳胸中痛，询知平日多食山鸡、鹧鸪，投以甘草汤而愈。杨吉老治杨立之喉痛溃烂，饮食不进，询知平日多食鹧鸪肉，令食生姜一片，觉香味异常，渐加至半斤余，喉痛顿消，饮食如故。梁新治富商暴亡，谓是食毒，询知好食竹鸡，令捣姜挼汁，折齿灌之而苏。某医治一妇面生黑斑数点，日久满面俱黑，询知日食斑鸠，用生姜一斤，切碎研汁，将滓焙干，却用生姜汁煮，糊丸食之，一月平复。盖山鸡、鹧鸪、竹鸡、斑鸠皆食半夏，故以解其毒也。沈宗常治庐陵人胀而喘，三日食不下咽，视脉无他，问知近食羊脂，曰：脂冷则凝，温熨之所及也。温之得利而愈。

　　治痼病宿病有不能速愈者，如朱丹溪治虚损瘦甚，右胁下痛，四肢软弱，用二陈汤加白芥子、枳实、姜炒黄连、竹沥，八十贴而安。祝仲宁治脚膝痹痛，服清燥汤百剂而愈。此类甚多，当初服数剂时，必不见效，非信任之深，谁能耐久乎？吁！世之延医治病，往往求其速效，更易医者，杂投方药而病转增剧，盖比比然矣。

袁随园作"徐灵胎先生传"有云：张雨村儿生无皮，先生命以糯米作粉糁其体，裹以绢，埋之土中，出其头，饮以乳，两昼夜而皮生。此盖有所本也。元·危亦林《得效方》：生子无皮，速用白早米粉干扑，候生皮方止。明·葛可久治舟人生子，身无全肤，令就岸畔作一坎置其中，以细土隔衾覆之，且戒勿动，久之生肤。盖其母怀妊舟中，久不登岸，失受土气故也。徐参用二法而得效，洵乎医之贵博览也。

治妇人肝症，每用疏泄攻伐之药，而不知阴受其伤。治小儿惊风，每用香窜镇重之剂，而不知隐贻之害。治肝莫善于高鼓峰之滋水法，治风莫善于吴鞠通之解儿难，洵可以挽积弊，拯生命也。

世人袭引火归源之说，以用桂、附，而不知所以用之之误，动辄误人。今观秦皇士所论，可谓用桂、附之准，特录于此。赵养葵用附、桂辛热药，温补相火，不知古人以肝肾之火喻龙雷者，以二经一主乎木，一主乎水，皆有相火存其中，故乙癸同源。二经真水不足，则阳旺阴亏，相火因之而发，治宜培养肝肾真阴以制之。若用辛热摄伏，岂不误哉？夫引火归源而用附、桂，实治真阳不足。无根之火，为阴邪所逼，失守上炎，如戴阳阴躁之症，非龙雷之谓也。何西池曰：附、桂引火归源为下寒上热者言之，若水涸火炎之症，上下皆热，不知引此火归于何处？此说可与秦论相印证。龙雷之火，肝肾之真阴不足，肝肾之相火上炎，水亏火旺，自下冲上，此不比六淫之邪天外加临，而用苦寒直折，又不可宗火郁发之，而用升阳散火之法，治宜养阴制火，六味丸合滋肾丸，及家秘肝肾丸地黄、天冬、归身、白芍、黄柏、知母，共研细末，元武胶为丸之类是也。

病有上下悬殊者，用药殊难。陆养愚医案有足以为法者，录之。陆前川素患肠风便燥，冬天喜食铜盆柿，致胃脘当心而痛，医以温中行气之药疗其心痛，痛未减而肠红如注，以寒凉润燥之药疗其血，便未通而心痛如刺。陆诊其脉，上部沉弱而迟，下部洪滑而数，曰：此所谓胃中积冷，肠中热也。用润字丸三钱，以沉香衣其外，浓煎姜汤送下二钱，半日许，又送一钱，平日服寒凉药一过胃脘，必痛如割，今两次丸药，胸膈不作痛，至夜半大便行，极坚而不甚痛，血减平日十之六七，少顷又便一次，微痛而血亦少，便亦不坚，清晨又解溏便一次，微见血而竟不痛矣，惟心口之痛尚未舒，因为合脏连丸，亦用沉香为衣，姜汤送下，以清下焦之热而润其燥，又用附子理中料为散，以温其中，饴糖拌吞之，以取恋膈，不使速下，不终剂而两症之相阻者并痊，此上温下清之治法也。卢绍庵曰：丸者，缓也，达下而后镕化，不犯中宫之寒。散者，散也，过咽膈即销镕，不犯魄门之热。妙处在于用沉香、饴糖。

陈曙仓尊正咳嗽，吐痰有血，夜热头眩，胸膈不舒，脚膝无力，医用滋阴降火药已半年，饮食渐少，精神渐羸，诊其脉，两寸关沉数有力，两尺涩弱而反微浮，曰：此上盛下虚之症。上盛者，心肺间有留饮瘀血也。下虚者，肝肾之气不足也。用人参固本丸，令空腹时服之，日中用贝母、苏子、山楂、丹皮、桃仁、红花、小蓟，以茅根煎汤代水煎药，服之十贴，痰清血止，后以清气养营汤茯苓、白芍、归身、川芎、木香、白豆蔻、陈皮、黄连，与固本丸间服，三月后病瘥而受孕。此上清下补之治法也。

物性有相忌者，即可因之以治病。如铁畏朴硝，张景岳治小儿吞铁钉入腹内，用活磁石一钱，朴硝二钱，并研末，熬熟猪油加蜜和调，与之吞尽，遂裹护铁钉从大便解下。豆腐畏莱菔，《延寿书》云：有人好食豆腐，中毒，医不能治，作腐家言莱菔入汤中，则腐不成，遂以莱菔汤下药而愈。菱畏桐油，《橘旁杂论》云：一医治某嗜菱，食之过多，身热胸满，腹胀不食，病势垂危，知菱花遇桐油气辄萎，因取新修船上油滞作丸，入消食行气药中与服，即下黑燥粪而痊。此类尚多，未能缕举。习医术者，诚不可不博识多闻也。

卷　二

古人

京师先医庙，始于明嘉靖间。按：元贞元间建三皇庙，内祀三皇并历代名医十余人，至是始定为先医庙。本朝因之，中奉伏羲，左神农，右黄帝，均南面，句芒、风后，东位西向，祝融、力牧，西位东向，东庑僦贷季、天师、岐伯、伯高、少师、太乙雷公、伊尹、仓公淳于意、华佗、皇甫谧、巢元方、药王韦慈藏、钱乙、刘完素、李杲，皆西向，西庑鬼臾区、俞跗、少俞、桐君、马师皇、神应王扁鹊、张机、王叔和、抱朴子葛洪、真人孙思邈、启元子王冰、朱肱、张元素、朱彦修，皆东向，以北为上，岁以春冬仲月上甲，遣官致祭。按：韦慈藏名讯道，唐人，施药济世，因有药王之称。今世俗之祀药王者，塑像为卉服，而以王为皇，未知出何典故。渤海秦越人受桑君之秘术，遂洞明医道，以其与轩辕时扁鹊相类，乃号之为扁鹊。又家于卢国，乃命之曰卢医。世或以卢、扁为二人，谬矣。语见杨元操集注《难经·序》。凡为名医，必有传授之师，如孙文垣—奎之师黄古潭，张景岳介宾之师金梦石，此皆青出于蓝，而师之名转赖徒以传。汉·张仲景称医中之圣，其师为张伯祖，自非仲景，

31

谁复知有张伯祖哉？传道贵得其人，非独圣门为然矣。

张仲景，医中之圣也。华元化，医中之仙也。二人同时，范氏只为元化作传，乌得称良史乎？

明代以医名而为显官，名列史传者有二人，曰许绅，曰王纶。许官尚书，因医而始显者也。王官巡抚，既显而犹医者也。然许能拯世宗于已绝，事见《明史》而《野获编》《今言》所载较详，《野获编》云：嘉靖壬寅年，上寝于端妃所，宫婢杨金英等相结行弑，用绳系上，翻布塞上口，以数人踞上腹绞之，已垂绝矣，幸诸婢不谙绾结之法，绳股缓不收，户外闻咯咯声，孝烈皇后率众人解之。《今言》云：西苑宫人之变，圣躬甚危，绅用桃仁、红花、大黄诸下血药，辰时进之，未时忽作声，去紫血数升，申时遂能言，又三四剂平气活血，圣躬遂安。次年，绅以用药惊忧病死。而不能自疗其惊悸。《明史》：绅得疾曰：曩者宫变，吾自分不效，必杀身，因此惊悸，非药石所能疗也。王所在治疾无不立效，而不能自知服药之误。《续名医类案》：节斋得心腹疾，访峨眉道者治之，道者问公于服饵有生用气血之物焙制未彻者乎？曰：有之，常服补阴丸，数十年矣，中用龟甲酒炙而人之。曰：是矣，宜亟归。节斋遽投檄，归至吴阊，下赤色小龟无数而卒。医岂易为哉？

《元史·方技传》医家仅列李东垣，言其学于《伤寒》，痈疽眼目为尤长，而不及脾胃，载治验有六，皆不详其所用之药。史例大率如此，然而略矣。

道士知医最著名者，有崔紫虚；僧则有深师，荆山浮图，师慎柔和尚；宦官则有罗大无知悌；妇女则有胡宗仁之母徐氏，妻李氏。医任死生之重，而通性命之微，固无人不当学也，特非尽人所能学耳。

上古俞跗治病，能割皮解肌，湔洗肠胃，漱涤五脏。华元化犹传其术，史所称刳破腹背，抽割积聚是也。华以后能之者无闻焉，虽有弟子吴普、樊阿，不尽其奥。岂神奇之术非其人勿传欤？

《续名医类案》卷三十奇疾门，钱国宾案注云：钱塘人，万历时人，有《寿世堂医案》四十则，多奇疾，乃刻本，由杭太史董甫处借得，凡三十二字，阁本无，魏氏家藏本有奇疾门。钱论肉行一症，可补瘟疫诸书之缺。云：癸亥冬，山海天行时疫，病者头痛发热，恶心口渴，神昏欲寐，四肢不举，其肉推之则一堆，平之则如故，医有作伤寒者，有作时气者，投以发散药，无不加重，死者数百，时督师阁部孙及赞画各伤一仆。至乙丑春，钱之关门谒太师，谈次问及曰：此症天行时疫，名肉行，人肉属土，土燥则崩，土湿则流，其邪感于血脉肌肉，不比伤寒所治，古今医集不载，止于官邸便方见此异症一款，因人血枯，而感天时不正之气，当大补血，用首乌、枸杞、归、地等味，少加羌活风药，足以应病矣。若经发散，立死无疑。又治足跟响至头，声如雷，诊脉五部皆和，独肾芤大，举之始见，按之似无，乃肾败也。肾经自足走头[①]，肾主骨，肾虚则体空，空则鸣，所以骨响。以六味丸加紫河车膏、虎骨膏、猪髓、枸杞、杜仲服之愈。又治两膊红十数条，头粗尾尖腹大，长尺许，阔寸许，曰：此青蛇异气，不急治，蛇形入腹而死，或生大小腿，如头向上，故入腹亦死。以针挑破头尾，使其不走，流出恶血，又研明雄黄，唾调涂患处，内服清凉败毒散而愈防风、荆芥、白芷、羌活、黄芩、黄连、金银花、槐子、甘草、当归、生地各一钱。观此则钱亦当时名手，而今罕有知之者，不有《续名医类案》，不几湮没无传乎？

《古今医案类按》云：高果哉先生，乃王金坛之高弟，《准

---

① 自足走头：庞本作“至足走头”，疑音近而误，今据上科本改。

绳·序》中所谓嘉善高生，隐士也。余童时习闻父老传诵其治病如神，著有《医林广见》及《杂症》二书，未曾刊印，得之者珍如拱璧。又有医案数卷，立方颇多奇巧，然险峻亦难轻试，略选数条，以存吾邑文献。其卷七一条云：魏子一患嘴唇干燥，自服麦冬一两、生地四钱、元参二钱、五味一钱、甘草六分、乌梅三个，虽有小效，而病根不去。高云：此症宜用神水。其法以铅熔化，散浇于地成薄片，取起，剪作长条数块，以一头钻眼悬吊于锅，锅内置烧酒，烧酒之上仰张一盆，与铅片相近，锅下燃火，使酒沸而气上冲于铅片，铅片上有水滴下盆内，谓之神水，取服之。以此水从下而上，能升肾中之水，救上之干燥也。按：《本草纲目》所载神水，指五月五日午时竹竿中雨水，其主治亦异，此可以补方书之缺，特录之。

今人

吾里张云寰先生季瀛，桐乡县人，医学深邃，求治者门常如市。余表兄周士勋，夏日身热不退，脉虚自汗，医用清暑药不效。先生诊之曰：口不渴，舌少苔，且神气虚弱，乃大虚证也，再服清暑药脱矣。投以八珍大补之剂获愈。其子铁葫上舍禾，亦精医理，诊病胆识绝人。有乡农病喘十余日，服药不效，登门求治，令服小青龙汤。乡农有难色，张曰：服此药二剂，仍不得卧者，余甘任其咎。乡农去，家人讶其失言，张曰：彼喘而延至十余日不死，非实证不能，又何疑焉？阅数日，乡农复来，则病果瘳矣。

临海洪录园孝廉裕封，精医理，常言古方书如《伤寒》《金匮》，今方书如《临证指南》，诚能专心玩索，诊疾自能奏功。

台郡少良医，由于昧所适从，仅读《药性赋》《汤头歌括》及《医宗必读》等书耳，其治病每以古方获效。文参军之子患暑证，初微恶寒，后壮热汗出，嗳气腹痞，口干渴，面肿头痛，大小便少，医用葛根、桔梗、制半夏、薄荷、佩兰、赤苓、通草、杏仁、芦根等药，渐觉气急神昏。录园诊之，谓脉大舌黄，是白虎汤证也，投一剂，诸症皆减，改用鲜石斛、黄连、生甘草、金银花、瓜蒌实等味而痊。张明经患春温，恶寒发热，喉烂，医用甘、桔、荆、防、牛蒡等味，病不减。录园投以黄芩汤加连翘壳、杏仁，一剂获愈。此真善用古方者。

嫡兄星槎先生瀚，少好学，以多病兼玩医书，久而精能，宰化县，年老罢官，贫不能归，乃悬壶于会城顺德县。县令徐某之子夏月泄泻，服清暑利湿药不效，渐至发热不食，神疲息微。徐年已暮，只此一子，计无所出，延兄求治。兄曰：此由寒药伤脾，阳虚欲脱，宜进温药以救之。因用附子理中汤，徐疑不敢服，兄曰：此生死关头，前药已误，岂可再误？设此药有疏虞，我当任其咎。服药诸症俱轻，连进数剂痊愈。徐大喜，倾囊厚赠，复为乞援同寮，因得全家归里。兄著有《制方赘说》行世。

钱塘吕榇村司马震名，官湖北，有政声，忽动归思，侨居吴门，为人治疾多获效。潘太史遵祁病瘅，服茵陈汤不效，服平胃散又不效，脘中若藏井底泥，米饮至前辄哕。吕诊之曰；湿固是已，此寒湿，宜温之。与五苓散加附子，药下咽，胸次爽然。方氏子伤寒疾革，议用牛黄清心丸。吕曰：邪在腑，上蒙心包，开之是揖盗也，宜急下存阴。投以犀连承气汤，一服病愈。叶氏女周岁，遘疾将殆，仰卧，胸膈如阜，呻吟拒按。吕曰：此结胸也。服小陷胸汤立效。吕酷好医书，遍览百家，而一以仲景为宗，尝言仲景伤寒立法，能从六经辨证，则虽繁剧如伤寒，不为多岐所误，而杂症即一以贯之。其为医也，问切精审，不杂一他语，立方必起草，阅数刻始安。一家有病者数人，一一处之无倦容。暇辄手自撰论，阐发仲景之学，著有《伤寒寻源》行于世。

青浦何书田其伟，家世能医，初为诸生，专于学，工古今体诗，未尝为医。自其父元长先生卒，念世业不可无继，稍稍为之，名大噪。有徐姓者，昏热发狂，力能逾墙屋。何曰：是邪食交结也。则其人果以酷暑食水浇饭，旋就柳阴下卧也。以大黄、枳实下之而愈。金泽镇某生逾冠未婚，得狂疾，用牛黄清心加味法，而嘱其家人于煮药时覆女子亵衣于其上，两剂而愈。门人疑之，何曰：是阴阳易法，吾用之偶验耳。尝作医论诗云：治病与作文，其道本一贯。病者文之题，切脉腠理现。见到无游移，方成贵果断。某经用某药，一味不可乱。心灵则手敏，法熟用益便。随症有新获，岂为症所难？不见古文家，万篇局万变。此可见其生平所得力矣。

表兄周乙藜学博士照，潜研医理。尝治分水典史王某之妻，两臂挛不能举，面色黯淡，脉沉缓，诸药不效，令服活络丹数服即愈。后以治手臂足腿挛肿之属寒湿者皆效。乙藜之戚张氏妇，体弱恶食，月信已停八月，就诊于苏州名医何氏，诊之云是经阻，令服通药。乙藜诊之曰：六脉滑疾，右寸尤甚，是孕也，且必得男。以安胎药与之，阅四月果生男。

乌程钮松泉殿撰福保之父，晴岚封翁芳鼎，精外科术，贫者求治不取钱，且赠以药，制药不惜重值，拯治危症甚多。殿撰尤好岐黄书，在京师每为人治愈危疾。尝治其同年之母，高年患痢，医用芍药汤不效，转益困笃，身热不食。殿撰询知病前曾多食蟹，诊脉左弦数，右数而弱，舌苔中黑，腹痛喜按，力排众议，专主热药，用熟附子八分、炮姜一钱、白芍一钱、吴茱萸五分、焦白术三钱、茯苓三钱、肉桂八分、炙甘草一钱、砂仁五分、陈皮五分、生姜二片，一剂痢稀热减，去茱萸、陈皮、加丁香、木香，二剂痢止，改用补中益气汤加附、桂、炮姜全愈。殿撰有诊治医案一册，名曰《春冰集》，盖言慎也。

吴江陈梦琴茂才希恕，家居芦墟，其曾祖为诸生者名策，得外科秘方于外家潘氏，始为医。茂才幼好学，有声庠序间，壮岁家中落，母令习家学，可养生兼可治生，乃从其兄省吾上舍希曾，学期年而业成，生平所治疾，悉录成为书，积三百二十二卷，手撮其要为十册，以训子侄。其婿沈沃之学博曰富，择取之，为"妇翁陈先生治疾记"，篇长不备录，录其尤者。一人无故舌出于口寸余，他医遵古方熏以巴豆烟，饮以清心脾药不效。先生命取鸡冠血涂之，使人持铜钲立其后，掷于地，声大而腾，病者愕顾而舌收矣。或问其故，先生曰：舌为心苗，心主血，用从其类，必鸡冠者，清高之分，精华所聚也。掷钲于地者，惊气先入心，治其原也。以涵按：周真治妇因产子舌上不收，以朱砂敷之，令以壁外堕瓦盆作声而舌收，此盖从其法化出。

先生治疾，以至之先后为序。一日忽于众中呼一人前，问所患，曰：臂有微肿。视之仅一小疱，先生潜谓同来者曰：此白刃疔，试视其额端已起白色，速归矣，危在须臾。其人方出门，面部白色渐趋口角，未至家死。

徐氏子年二十余，四肢不举，昏昏欲寐，食后益甚，莫识其症。先生曰：是见《肘后方》，名曰谷劳，由饱食即卧而得，以川椒、干姜、焙麦芽为丸服之，遂瘳。

有食鸦片烟者，遍体发疱，痛痒交作，抑搔肤脱，终日昏愦，语言诞妄。先生曰：此中毒之最甚者，寻常解法恐不及济。用朱砂一两，与琥珀同研末，犀角磨汁和，三豆汤进之，神志顿清，遍体无皮，痛不可忍，复磨菖蒲、绿豆为粉尘粘席，乃得安卧，不半月愈。

胡氏子，咽痛气急，勺水不能下，或曰风温，或曰风痰。先生切其脉细微，手足清而脾滑，曰：虚寒喉痹也，用理中汤。观者皆骇相顾，先生曰：急服之，迟将不及，苟无效，余任咎耳。覆杯而平。

吾邑张梦庐学博千里，少工诗文，长精医术，家居后珠村，就诊之舟，日以百计，医金所入，半周亲友，不置生产，惟聚书数万卷而已。时长兴臧孝廉寿恭有文名，张延课诸子，臧亦通医理，尝问张曰：长洲叶氏忌用柴胡，吴江徐氏讥之，先生亦不轻用此味，得毋为叶说所惑？曰：非也。江浙人病多挟湿，轻投提剂，瞑眩可必，获效犹赊。叶氏实阅历之言，徐氏乃拘泥之说，此河间所以有古法不可从之激论也。臧曰：闻先生治疮疡，不用升药，何也？曰：升药即汉之五毒药，其方法见"疡医"后郑注，自来疡医皆用之，然诸疮皆属于心，心为火脏，又南人疮疡皆由湿热，若更剂以刚烈整炼之药，弱者必痛伤其心气，强者必反增其热毒，此所谓不可轻用也。张生平拯危疾甚多，尤著者湖州归某，寒疝宿饮，沉绵四年，诸药不应，投一方立效，三易方痊愈，兹录于后。初诊云：肝阳郁勃，动必犯胃，久则胃气大伤，全失中和之用，以致肝之郁勃者，聚而为疝，胃之停蓄者，聚而为饮，疝动于下，则饮溢于中，所以居常胃气不振，时有厥气攻逆，自下而上，懊侬痞懑，必呕吐酸绿之浊饮，而后中阳得通，便溺渐行，此所谓寒疝宿饮互为病也。病经数年，宜缓以图之。若得怡情舒郁，当可痊愈。茯苓三钱，桂枝三分，生冬术一钱半，炙甘草四分，小川连三分，吴茱萸泡淡三分，干姜三分，制半夏一钱，枳实炒五分，白芍酒炒一钱半，生姜三分，竹茹七分。次诊云：寒疝宿饮盘踞于中，久而不和，阳明大失中和之用，今肠渐通降，屡次所下黑黄干坚之矢，既多且畅，则肠腑之蓄积者得以渐去，肠通然后胃和，此数年来病之大转机也。盖饮疝互扰，皆在阳明，下流壅塞，则上流何能受盛传导，盆满必上溢，此理之易明者也。今宜专与养胃，以渐渐充复其受盛传导之职。机不可失，正在此时。至于痔瘘溺少，皆属阳明，可一贯也。党参三钱，橘皮钱半，茯苓二钱，制半夏一钱，麦冬去心钱半，火麻仁二钱，叭杏仁去皮尖二钱，白蒺藜炒去刺二钱，刀豆子炒研三钱，黑芝麻三钱，柿饼煨半枚，白粳米一撮。三诊云：病缠三四年，至今秋才得肠腑通润，燥矢渐来，继以溏润，然后胃脉不致上逆，呕吐止而饮食进。可见阳明之病以通为补也。今深秋燥令，痔必稍愈，仍宜柔养阳明，以期渐渐充复。党参三钱，橘皮钱半，茯苓二钱，制半夏一钱，麦冬去心钱半，秫米二钱，金石斛三钱，枣仁炒研二钱，生甘草四分，驴皮胶二钱，柿饼半枚，荷叶一角。

历代宰相通医理者，伊尹而后，狄梁公、陆忠宣公、范文正公是已。我朝山阳汪文端公亦谙医理，其评吴鞠通《温病条辨》有云：温热、湿温为本书两大纲。温热从口鼻吸受，并无寒症，最忌辛温表散，但当认定门径，勿与伤寒混杂，再能三焦投药，辨清气血营卫，不失先后缓急之序，便不致误。湿温为三气杂感，浊阴弥漫，有寒有热，传变不一，全要细察兼证，辨明经络脏腑、气血阴阳，湿热二气偏多偏少，方可论治。又云：热证清之则愈，湿证宣之则愈，重者往往宣之未愈，待其化热而后清，清而后愈。一为阳病，一兼阴病，难易较然。观此知公学识之精矣。

吾里孔行舟上舍广福善医，治外感尤精，尝云：噤口痢半因误药而成，医者治痢，辄用葛根，湿热提入阳明，遂至哕逆不食，变成险症，急投以黄连、干姜，庶克有济。余见近世治外感，不辨手足六经，辄用葛根、柴胡，温病遇之，鲜不轻者至重，重者至死，病家不识药性，以为疾不可治，而不知医实杀之也，可慨也夫！

《续名医类案》云：鲍录饮年二十余，夏月至歙受热，鼻衄愈后，偶啖梨，遂得吐症，盖肝火而胃寒也。百治无效，闻说吐字则应声而呕，后至吴门就叶氏诊。以其脉沉细，令服附子理中汤，参、姜、附俱用三钱。服后出门，行及半里，觉头重目眩，急归寓，及门而仆，其尊人谙药性，谓必中附毒，亟煎甘草灌之，良久乃苏，后去附子，仍服三剂，吐转甚。再往诊，仍令服前方，遂改就薛氏。告以故，薛用六君子汤，服四剂无验。冬月感寒增咳，缠绵至夏。余偶访知则病剧，询知为向患吐，近复二便秘，已七八日不食，惟渴饮茶水，更医数人，或言令以艾灸脐，俱不应。请诊之，见其面色青悴，脉弦伏而寸上溢，谓此缘脾阴大亏，木火炽盛，又因久咳肺虚，肝无所畏，遂下乘脾而上侮胃，致成关格，幸脉不数，易治也。宜先平其肝，俾不上冲而吐止，斯肺得下降而便行，令以黄连、肉桂各五分，隔汤蒸服饮下，觉吐稍止，即能食糕数块，然二便胀不可支，令以大田螺一枚，捣烂，罨于丹田，以物系定，不逾时，二便俱行，所下皆青色，遂霍然而愈，时甲戌五月二十七日也。

按：甲戌为乾隆十九年，叶天士卒于乾隆十年，诊疾者当是其后人。若出天士手，必不若是。后以六味加减，入沙参、麦冬等，咳嗽亦止，向后常服养荣之剂，吐不复作。余按：鲍刊《名医类案》，魏为校正，鲍赋夕阳诗，魏亦和作，二人之交情，非比寻常，盖有由然矣。

上元葛芝山布衣镛，少孤极贫，读书僧寺，遇异人援书一卷，乃岐黄家言，其方甚秘，习之以治病，效如神。群小儿戏，一人张口而跳，蹶伏门限，舌断堕地，一人骑门限坐力猛，肾囊破，睾丸坠，葛悉为安之。自朝至日中，门庭如市，口讲手画无倦色，午后携百钱独游，或采药，或看花，或冒雨雪提酒榼访知己。当道闻名，迎者沓至，则诡曰：葛某穷士，藉医苟话，实无伎俩，昨误杀人，群聚殴之，已遁矣。其志趣如此。尤精砭法，凡病赤游风，汗不得发，死者十八九，宜以血代汗，葛削竹夹瓷锋砭之，出血如珠，密排而不流立愈。盖轻则皮不破，重则肉伤，无第二手也。咸丰癸丑三月，贼陷金陵，胁为内医官，不从。十四日既夕，异旧制两棺于厅事，出白金九锭，分赠邻里，且托身后事，遂与妻周氏纵饮沉醉，整衣冠，各入棺，呼其兄子盖而钉之，时夜将半，至四更，闻棺中格格然，盖气始绝也。其友当涂马鹤船学博寿龄为作诗，余撮其略如此，惜不得其治验方云。

陈载庵坤，居山阴之柯桥，承其父梅峰先生灿之传，虚心临证，屡救危殆，犹复广搜书籍，研究忘倦。咸丰丁巳春，访余于武林，相见恨晚，各出所藏秘笈互抄。载庵之长子幼时喉痛数日，遍身发疮如剥皮状，痛痒难堪，医者不识，载庵焦思无计，忽忆唐笠山《吴医汇讲》中曾载，名曰虏疮，须以蜜煎升麻拭摩，若不即疗，必死。乃即如法治之，蜜随涂随消，二昼夜用蜜数升遂愈。其好学之获效有如此。

杭州赵芸阁泰，勤求医理，洞烛病机。其戚有为医误治，服利湿药以致危殆者二人，赵皆拯治获痊。其一患淋症，小便涩痛异常，服五苓、八正等益剧，赵询知小便浓浊，曰：败精留塞隧道，非湿热也。用虎杖散入两头尖、韭根等与之，小便得通而愈。其一膝以下肿，医用五苓，肿更甚，赵以其肿处甚冷，而面色㿠白，知是阳虚，令服金匮肾气丸而愈。夫南方湿病居多，此二症尤多挟湿者，兹独不宜于利湿药，可知治病不当执一，非学识之精者，焉能无误哉？

吾邑沈吟梅州判炳荣，熟精医理。官直隶时，曾治一妇，年二十八，因丧夫而得颠疾，时发笑声，用六味地黄汤加犀角一钱，服二剂即痊。盖笑主心，心生火，心郁则火愈炽而上升，故以此药交心肾，使火熄而病自已也。

古书

医家著书，每为假托之辞，以炫其功能。如窦材《扁鹊心书》，则以为上天所畀。张景岳《全书》，则以为游东藩之野，而遇异人。至陈远公《石室秘录》，乃竟托之于岐天师雷公，尤属不经。《洪氏集验方》五卷，宋洪景严遵所辑，《本草纲目》采宋人方书甚多，独遗此书，盖失传久矣。嘉庆间，吴县黄尧圃丕烈，得宋刻本，乃重刊之，其书始传于世。黄序中谓此书刊成，求序于独学老人谓石殿撰韫玉有札示余云：昨所言交感丹，疑用香附太偏重，因查敝处所藏方书，乃是香附一个，配茯神四两，尊抄是香附一斤，窃意香附一个，无一斤重之理，恐系抄胥之误。能再查原本，此固慎重起见，然余即以此方降气汤二条证之，一用半斤，一用五两，是递减用之，原方一斤非误佞，宋之癖如是，并附著之以质之深于医理者，一正其是非云。余按：用药分两，有君臣佐使之不同，即如此书中苁蓉茸附丸，菟丝子六两，而沉香仅一分，以视一斤四两，更为轻重悬殊，且《瑞竹堂经验方》亦载是方，香附亦用一斤，《本草纲目》收入香附条下，分两悉合，然则黄说是也。

《苏沈内翰良方》沈存中自序有云：世之为方者，称其治效常喜过实，《千金》《肘后》之类，尤多溢言，使人不复敢信。夫《千金》《肘后》为古方书之佳者，而犹若如此，况其他乎？即如此书中苏合香丸、至宝丹等素称神效，而统观全书，热药居多，至若止吐软红丸之用信砒、巴豆，治惊辰砂丸之用腻粉、龙脑，尤为峻厉，岂可轻视？又小柴胡汤为伤寒少阳证主方，而此书以为赤白痢尤效，且谓痢多因伏暑，此药极解暑毒，凡伤暑之人，审是暑暍，不问是何状，连服数次即解，是欲执此方以治一切暑暍证也，不又为圣散子之贻祸于世乎？是知方书非无可取之处，而不能尽善，在人精心审择，以定弃取耳。

宋·董汲《旅舍备要方》，《四库全书题要》云：汲因客途猝病，医药难得，集经效之方百有余道，内如蚰蜒入耳及中药毒，最为险急，而所用之药至为简易，其杂伤五方，古书中不少概见，今亦罕传，尤见奇特，盖古所谓专门禁方，用之则神验，至求其理，则和扁有所不能解，即此类也。今录其方以备用。

治蚰蜒入耳，胆矾末一匙，以醋少许滴灌之，须臾虫化为水。解中药毒并虫毒，闷乱，吐血，烦躁，甘草一两，生用、白矾五钱，生、延胡索一两，上为细末，每服半钱，水一盏，煎至六分，去滓，放冷细细呷之。杂伤，治火伤，被火烧处急向火灸之，虽大痛强忍，少间不痛不脓。治犬马啮，及马骨刺伤人，及马血入旧疮中方，取灰汁热渍疮，常令汁器有火，数易其汁，勿令烂入肉，三数日渍之。有肿者，炙石令热熨之，日二次即止。

治蛇咬久不效，及毒气内攻疼痛方，雄黄、白矾等分研，就刀头上爆令镕下，便贴咬伤处，自瘥。治道途大醉仆地，或取凉地卧。为蛇入人窍方，见时急以手捻定，用刀刻破尾，以椒或辛物置破尾上，以绵系之，少刻自出，此蛇有逆骨，慎不可以力拔之，须切记。壁镜咬人立死，治之方，槟榔不拘多少，烧灰存性，先以醋淋洗，后以醋调贴之。又一方甚平易可用，并录之。治跋涉风土①，或道路误为细尘眯目，隐痛不能视物，随所眯目以手分开，自以唾搽之即愈。

偶从友人处见张叔承三锡《医学六要》眉间评语甚佳，惜不知何人手笔，摘录数条于此。惟痰最易忽略，鄞医周公望治谢时素三十年不愈之痰②，用滚痰丸，三服顿除。又治一梦遗几死，百补不愈，以滚痰丸一两行之即愈。葛可久补髓丹，黄蜡与鸡同用，此二味不宜并食，录有明禁，当删去。一人嗜酒，醉后服葛花即解，一医曰：此人不久矣，疏利太过也。果以风痹死。吞酸一症，东垣作寒证，河间、丹溪作热论，世人因有标本之说分属之，吾辈固当兼参，然治常得芩连症，用姜桂者甚少，岂东垣之法可废哉？缘俗医治病，初多用温散，久久寒化为热，未有不从热治者耳。一娠妇，小便遍数多而溺少，涩而不通，余用补中益气汤吞六味丸四钱愈，《医贯》法也。次日令再服，病人以不惯丸药，且谓地黄泥膈遂止。越二日病复作，必欲另一方，因以清心莲子饮与之，一服效。后视《伤寒准绳》知古有成法也。妊妇转胞，由胎压膀胱，大抵虚陷所致，薛氏

---

① 土：上科本为"雨"。

② 痰：庞本为"泻"，据下文用滚痰丸可知，"泻"字义不通，今据上科本改。

以补中益气汤举之，较丹溪四物、四君、二陈煎服探吐为稳。杭医陈月坡治鄞谢宣子室人，一剂而通。盖清气之陷，总因浊气不降耳。升之则降矣，降之则升矣。催生如柞木饮、兔脑丸、通明乳香等法，俱不足存，只一味独参汤妙甚。余第四女难产，一昼夜服参半斤而生。高鼓峰每用参、芪各一两，当归五钱，川芎三钱，冬月加桂以温之。

《四库全书》医家类存目《药镜》四卷，浙江巡抚采进本。《题要》云：明·蒋仪撰。仪字仪用，嘉兴人，正德甲戌进士，其历官未详。是编前后无序跋，惟凡例谓《医镜》之镌，骈车海内，今梓药性，仍以镜名云云。此书余于咸丰七年从武林书坊得刊本四卷，乃与王宇泰《医镜》四卷有仪用崇祯辛巳序文合刻者，前有仪用之弟云章彦文氏顺治丁亥序，及仪用康熙二年自序，各卷首刊嘉善蒋仪纂定，常醴参订，彦文之序，谓仪用负宏济苍生之愿，出入场屋，见删执事，郁郁不得志，以为无爵位而有功名，可以遂我宏济之愿者，莫若业医。若遍访名宿，遂得宗旨于王宇泰先生，发其枕秘，有《医镜》一书，镌传海内，学人奉为指南矣。然而用克镜医，必先镜药。岁在乙酉魏塘春夏为弘光[①]元年，魏塘秋冬为顺治之二年，民之死于兵，死于疫者，盖踵相望。仪用侧处北村，恻然心伤，益无意章句，乃集古今药性全书，并诸名家，及金沙用药秘旨，手自删订编辑，缀方给药，全活乡党贫人。又与常子馨逸互相考论，砥琢词章，协以声韵，成书四卷，名曰《药镜》。又云：仪用近葺蓬编茨，驱儿辈及僮仆，督耕陇上，暇时买药归来，悬壶街市，袖古今医说，研穷探味，云以自老。

---

① 弘光：庞本为"宏光"，查纪年表应为"弘光"，今据上科本改。

据此则仪用应试而未尝登第，入本朝业医以终。《题要》所云，乃据采进本之辞耳。及考《嘉兴府志·撰述门》，只有卜祖学《药镜》，无仪用名，当亦有误，特识于此，为吾郡征文献者告焉。

张介石谓《医贯》以六味治伤寒，其言如酲。叶天士谓景岳以大温中饮治温邪时疫，言滋阴可以发汗，真医中之贼。盖赵氏喜用六味，张氏喜用参桂，立言一偏，遂滋流弊。今二书盛行于世，读者必详察其失，而节取其长，斯可矣。

《史载之方》二卷，即《直斋书录解题》所云：蜀人史堪《指南方》也。此书世少传本，余从新城罗镜泉学博以智借得抄本录之。洪景严《集验方》曾记载之治妇人气块刺痛二方，兼及其治验，盖亦能医之士也。然其书中之方，大半皆麻黄、独活、附子、官桂等药，其治疫毒痢之通神散，用麻黄、官桂、甘草、大芎、白术、细辛、独活、桔梗、防风、芍药、白芷、牡丹皮、牵牛，第二方用诃子，第三方用硫黄。杨子建袭之，改为万全获命三方，并袭其说。如寒邪犯心，水火相战，所以先发寒热，水火相犯，血变于中，所以下赤痢云云。孔以立《痢疾论》深诋之，斥为不经之说，又谓不辨人体之强弱，脉息之虚实，擅用麻黄、术、桂、牵牛、诃子、硫黄，实乃杀人之事。其论良然。

宋·灵泉山初虞世《古今录验养生必用方①》，人间绝少。咸丰初年，杭州吴山陶氏宝书堂书坊，偶得宋刊本于四明，湖州丁宝书以钱六千购之去。余友罗镜泉亦喜搜奇书，闻之大惊，急从丁君强借抄副本，余因得录一册。按《郡斋读书后志》谓

① 古今录验养生必用方：庞本与上科本均为"古人录验养生必用方"，今据《中国医籍大辞典》改之。

是十六卷，《直斋书录解题》及《宋史·艺文志》谓是三卷，《通志·艺文略》亦云三卷，又有《续必用方》一卷。此册分上、中、下三卷，前有绍圣五年宗室捐之重刊序文，书中记传方之人甚多，皆详其出处行谊，知亦有心人也。卷首论为医一条云：用药之法，先审有害无害，苟能无害，是为有利。盖汤丸一入不出，人死岂可复生？历劫长夜，永为冤对，无有免离。仁者鉴此，岂不勉旃？语简旨深，可为医门药石。

张戴人治病，专用汗吐下，然则其时病者竟无虚证当补者乎？医术虽高，不谓之偏不得也，其医业中往往不详脉象，此出自麻知几辈之手，不免多附会失实。至如治劳嗽、治虚劳、治冻疮，皆以舟车丸、浚川散大下之，治临产病喘，以凉膈散二两，四物汤二两，朴硝一两，煎令冷服，且谓孕妇有病用朴硝，八月者当忌之，九月十月内无碍，其说皆未可信。

雷公、扁鹊，皆上古时人。战国时秦越人慕扁鹊学，因称扁鹊。迨后宋·雷敩《炮炙论》亦称雷公，窦材《心书》亦称扁鹊。《炮炙论》之称雷公，乃后世所传讹。《心书》之称扁鹊，则材直以之自称，从来著书家，未有如此夸大者。

秀水殷方叔仲春《医藏目录》一卷，就其生平所见医书，自上古以及近世咸载焉，分为二十函，函各数十种，首曰无上函，自《内经》《神农本草》《难经》诸书外，兼及《易经》《洪范》《繁露》，盖本孙思邈大医须兼识阴阳卜相之意。同时平湖陈懿典为作序有云：方叔研讨方药，治病称神，户履常满，然萧然环闉中，不走五都，不游大人，而《医藏》一编，网罗悉人间未睹之书，议论阐古人未发之旨。考《嘉兴府志》方叔有传，在隐逸门，是殆精于医而不以医名者。方叔又能诗，有《安老堂集》，惜未得见。

宋·董氏琏《卫济宝书》，吴晓钲得袁永之影宋定本二十二篇，完善无缺视。文劳同之本多三之一，后有续添方，乃元人所辑，不知名氏，方多佳者，摘录于此。治毒蛇咬，先以麻绳扎伤处两头，次用香白芷细末掺于疮口，以多为妙，仍以新汲水调下半两许，毒气自消。一方用热酒调下，诸方皆用麦冬水，盖欲先护心气也。系瘤法兼去鼠奶痔，出《集验方》，真奇捷[①]也。芫花根洗净带湿，不得犯铁器，于木石器中捣取汁，用线一条，浸半日或一宿，以线系瘤，经宿即落。如未落再换线，不过两次自落。后用龙骨并诃子末敷疮口即合，依上法系鼠奶痔，屡用得效。《苏沈良方》亦有用蜘蛛者，然费力，不如此径捷。如无根，只用花泡浓水浸线亦得。赵氏尝用以系腰间一瘤，不半日即落，亦不痛。二圣散治咽喉风热缠喉，一切肿毒，鸭嘴胆矾二钱半、白僵蚕半两，去丝嘴，共为细末，每用少许，以竹管吹入喉中，立效。来苏膏治惊邪风痫，心痒狂乱，积热痰涎上冲，破伤风搐牙关不开，无问远年近日，并皆治之。用干圆肥好无蛀皂角，去皮弦子，捶碎，用清净酸浆水一碗，春秋浸五日，夏浸二日，冬浸七日，搓揉去滓，澄净，用瓷器内以文武火熬成膏药相似，摊以新夹纸上阴干。遇病人用时，取手掌大一片，用温浆水化于瓷器内，将病人扶坐，用竹苇筒装药水，扶起病人头，吹入左右鼻孔内，扶定良久，涎出为验，此药治愈病人不计其数。大德六年，有行御史台彻里大夫舍人一十四岁，因风热痰涎抽搐，牙关紧闭，不省人事，二台医治疗无门，有台掾李受卿收此妙药，依法吹入左右鼻孔内，须臾痰涎出及一碗余，立苏。

---

① 捷：庞本为"莲"，文义不通，今据上科本改。

今书

魏玉璜先生之琇《续名医类案》，余既借录阁本全部，后又假得魏氏家藏抄本，校勘一过，视阁本多所更正。前有杭太史世骏、余太史集序文并目录，后有魏铣跋。海宁王孟英士雄《潜斋医话》谓卷首无序无目，殆只据阁本言耳。今录跋语于此，云:《续名医类案》六十卷，乃先君校刊汪氏《名医类案》而成，较篡南所辑为尤备，是书之优劣，《提要》序文论之详矣，余小子不敢赞一辞。书中兼援江氏例，临证诸案附见焉。乾隆甲午岁，恭逢朝廷开四库全书馆，父友朱先生明斋携此册入都，亟录副详校以进，幸蒙采录，此千载一时之恩遇，得以藉传不朽。原本仍发还本家，敬谨收藏。馆上指驳数条，谨更正焉。经进后，鲍氏知不足斋拟刊，未果。原本为先人手泽贻留，未敢出以示人。兹慎选楮毫，精抄全部，详校装璜，以冀当代大人君子布金刊板，广播艺林，诚于身心有神，铣又何敢为独得之秘耶？时嘉庆丁丑冬日，临江草堂后人魏铣盥手拜跋。

张景岳偏主温补，尊而信之者不少。近日攻击之者亦复有人，如叶天士、魏玉璜、章虚谷、陈修园。其最著也，叶天士《发挥》一书，尤为深切详尽。究之景岳之重扶阳，时势适然，亦以救弊，学者循览其书，必当与《发挥》参观，斯不为其所误。惟《发挥》为家藏之板，久不印行。余历年搜访，至丁巳岁，始于吴门购得一部，惜力绵未能重刊广传也。

如皋顾小澜学博金寿，少擅才藻，壮岁贡入成均，屡困秋试，年四十，南归秉铎，遂绝意功名，专精医理。每遇宿学名师，不惜虚怀就正，求其精微，治一证必刻意精思，寝食俱废，方定，卒起沉疴，晚岁弃官，家于吴门，求治病者踵相接，门弟子汇录方案，因选择百条付梓道光乙酉秋镌，名曰《吴门治验录》。其治病每用人所不恒用之药而奏捷效。妇女解郁调经，则以合欢皮煎汤代水。妇女反胃痰饮，则用东壁土墙、白螺蛳壳，入黑驴溺，连土阴干，研末入药。盖黑驴溺入肾，阴中至阴，善通水道^①，取其引火下行，最为神速。但气味过燥，胃虚者格格不入。白螺蛳能于水土中潜行成道，且可化阳明郁痰，通厥阴郁火，又得东壁土拌而阴干，既无气味，更得殊功。又治痰迷心窍，忽于数日所读之书，皆不记忆，用茯神五钱、远志肉钱半、制半夏钱半、陈皮一钱、九节菖蒲五分、陈胆星五分、珍珠母三钱、生甘草五分，以惜字炉灰一两煎汤代水，煎服获效。去胆星，加生益智仁一钱，醋煅灵磁石三钱，十服痊愈。盖养营开窍化痰，特以字纸灰作引，复加益智启聪明，磁石交心肾，医以意会，亦由善思而后得之也。

　　吴县薛瘦吟福，能诗，精医理，流寓秀水之王江泾，著有《瘦吟医赘》，附录诗十数首，其自书吟稿后云：离家十载感华颠，一检奚囊一黯然。未必书坊有陈起，江湖诗好定谁怜。语殊清婉。吴江李显若王猷，《闻湖诗续抄》谓瘦吟治疾疏方，雄谈惊座，惟执于用古，持论虽透澈，而服其药者往往不效，以故门可罗雀，釜或生尘，年七十余，穷困以终。然观《医赘》所言，非尽不合时宜者，如云今之伤寒，皆温热病也。若太阳之麻桂、青龙等证无有也，初起只须葱豉合凉膈散，散表邪，兼清里热，令其微汗而解。又云：看温病先验舌之燥润，以渴不渴为要诀。又云：暑疟多燥，其治在肺。重者，人参白虎，或竹叶石膏加厚朴。轻者，杏仁、滑石、蔻仁、丝瓜叶、芦根、

① 水道：庞本作"水通"，文义不通，今据上科本改。

米仁之属。湿疟多寒，其治在脾，宜苓桂术姜或消暑丸之属。又云：吾吴前辈吴正功，只教人看《医方集解》；徐炳南晚年，案头只两本《广笔记》；青浦吴元常以《临证指南》为枕中秘；甪里平乎亭于《己任编》亦然。可见心得处不在多也。然无心得者，不得以此借口，欲求心得，正非多读古书不可，盖不博亦断不能约也。此皆可为医学津梁，而其治病乃如此，俗所谓行医须运气者，殆非诬欤。

《医赘》所列单方有绝胜者，录之以广其传。鲜①合欢皮两许，煎服，治鸡盲颇效。

吐蛔，瓦松炙存性，等分，研细，和入制过炉甘石内，敷烂弦风眼，极有神功。

凤尾草根背有金星，又名金星草，洗去泥，打烂，同鸡子清研和如膏，入麝香少许后敷脐上，一日一换，小便即长，退水肿甚速，不动脏腑，信良方也。

疥疮，每日煎鲜首乌一两，川草薢五钱，服一二十剂，重者二三十剂，无不效。

小儿小水不通，胀急欲死，囫囵莲房一只，煎服即通，鲜者尤妙。

金蟾化管丸，水银三钱、雄黄一两、大蟾一只、银硝一两、明矾一两，先以水银、雄黄用火酒二斤，渐煮渐添，酒尽为度，其末用纸包好，取大蟾，去肠留肝肺，以药纳入缝好，另银硝、明矾研末，入阳城罐，加水半茶钟，加火上熬干于底，放地上，入蟾于内。升文火二枝，中火一枝，武火一枝，候开，看刮下灵药，用蟾酥汁为衣，如芥子大，凡管用一丸，放管口外，盖

---

① 鲜：庞本为"鲜鲜"，衍一"鲜"字，今据上科本删之。

膏药自入至底，虽弯曲处能到，嫩管自化，老管自退，七日见效。如不全退，再用一丸，无不除根。

老马兰头饱吃，可治内痈。

鼓证湿邪入络居多，消滞利水，徒伤气分，焉能奏绩？方用新绛钱半、蜣螂虫二钱、延胡索钱半、丝瓜络一枚、淡木瓜钱半、川通草一钱、路路通十枚、生米仁八钱、陈香橼皮半只、干佛手三片、川郁金一钱、远志八分，即此数味出入加减，自能奏捷。至消滞莫如红曲、鸡内金，达下莫如车前子，降气莫如苏子、川贝。又瘦吟自载医案云：向治一徽商积虚痰喘，用金水六君加熟附、细辛、五味，煮米仁浆糊丸，用水澄生半夏、生姜二粉为衣，终剂而十余年之病如失。后治数人，并效如神。

程氏钟龄《医学心悟》，篇幅虽隘，其方颇有佳者。余戚李氏妇患噎症绝粒，诸药不效，医告技穷，奄奄待毙。余检此书启膈散，令煎汤服之北沙参三钱，丹参三钱，川贝二钱，茯苓钱半，砂仁壳五分，广郁金五分，荷蒂二个，杵头糠五分，四剂而能纳食，去郁金，加蒌皮一钱，服四剂，复加味调理全愈。

南海何西池梦瑶《医碥》，余遍求之苏杭书坊不可得。丁巳冬日，从严兼三借录一部。西池少负才名，学士惠公，称为南海名珠，生平笃嗜医学，成进士，为宰官不得志，乃归田行医，所著《医碥》七卷，刊于乾隆十六年。自序有云：或曰方今《景岳全书》盛行，桂附之烈，等于昆冈，子作焦头烂额客数矣。人咸谓子非医病，实医医，是书出，其时医之药石砭，碥当作砭。余笑而不敢言。凡例有云：河间言暑火，乃与仲景论风寒对讲；丹溪言阴虚，乃与东垣论阳虚对讲。皆以补前人所未备，非偏执也。后人动议刘、朱偏用寒凉，矫以温补，立论过当，遂开酷烈之门，今日桂附之毒，等于刀锯，梦瑶目睹其弊，不得不救正其失，初非偏执，书中时出创解，颇有裨于医学。

钱塘赵恕轩学敏《串雅内外编》，皆走方术。谓走方之药，上行者曰顶，多主吐；下行者曰串，多主泻；顶串而外，则曰截。截，绝也，如绝害然。此即古汗、吐、下三法也。又谓走方有三字诀：一曰贱，药物不取贵也；二曰验，下咽即能去病也；三曰便，山林僻邑，仓卒即有。能守三字之诀，便是能品。其自序谓：幼嗜岐黄家言，性尤好奇，闻走医中有顶串诸术，操技神而奏效捷，以此获食，其徒侣多动色相戒，秘不轻授。又多一知半解，罕有贯通者，以故欲宏览而无由。宗子柏云挟是术且老矣，戊寅航海归。质其道，皆有奥理。顾其方，旁涉元禁，琐及游戏，未免夸新斗异，为国医所不道。因取其所授，重加芟订，存其可济于世，合余平昔所录奇方，汇成一编，名曰《串雅》。不欲泯其实也，并矫奇而归于雅，使后之习是术者，不致为庸俗所诋忌云云。然观其所载，多兴阳之方，大半热药，如天雄、附子、草乌、肉桂、硫黄、阿芙蓉、淫羊藿、鹿茸、蚕蛾等味，用之必致为害，且导人以纵欲，亦非大雅所当言也。此书无本，好事者若以付梓，当更为芟订，庶几尽善。

傅氏《女科》书，道光丁亥张丹崖凤翔序刊，近复刊入潘氏《海山仙馆丛书》，王孟英谓文理粗鄙，剿袭甚多，误信刊行，玷辱青主。余观此书，遣辞冗衍，立方板实，说理亦无独得之处，尤可怪者，解妒有饮，谓可以变其性情，荡鬼有汤，且假托乎岐天师，更列红花霹雳散。成此书者，当是陈远公之流，而其学更不如远公，乃女科书之最下者。

《疡医大全》，搜罗浩富，而不及疡疮。见今人门陈载庵治案。

房疮出《肘后方》，采入《本草纲目·蜜门[①]》。《松峰说疫》，纪载详备，而不及肉行。见古人门钱国宾治案。可见著书之难，而习医者，当博览群书，不得拘守一家之言，谓已尽能事也。

无锡沈芊绿金鳌《要药分剂》十卷，准徐之才十剂分类，凡四百余品，皆寻常日用必需之药，故曰要药。其宣剂五灵脂注云：寒号虫，四足有肉翅，能飞，但不甚远，此虽名虫，既能飞则属鸟类矣，从前本草书多列虫部，恐非是，今故次于禽鸟之例。余按：五灵脂自虫部入禽部，始于《本草纲目》，岂沈未之见耶？

会稽章虚谷楠《医门棒喝》，谓春温证以黄芩汤为主方，必加柴胡、葛根为使，以邪伏少阴，乘少阳上升之气而发，郁勃既多，骤难宣达，其火内溃，或作暴泻，外灼则肢体疼痛，上炎则头痛、喉痛，故加柴胡达少阳之气，再加葛根入阳明而止渴解肌，则汗泄而热去。或见其热盛，过投寒凉，遏其欲出之势，热反甚而难退矣。窃思春温由于冬不藏精，热邪既炽，真阴必伤，何得更以柴、葛升提其阳，重耗津液，即欲宣达，加薄荷、牛蒡子、香豉等足矣。间有需柴、葛者，亦属偶然，不可云此证必加柴、葛也。《景岳全书发挥》，世皆知为叶天士之书，按武进曹畸庵禾《医学读书志》，谓此书为梁溪姚球所撰，坊贾因书不售，剜补桂名，遂致吴中纸贵。又谓陶氏《全生集》，山阴刘大化所撰。《本草经解要》《医效秘传》《本事方释义》皆伪托叶氏。余观数书中，《景岳全书发挥》为最胜，惟尽情斥詈之处，有伤雅道，知其非天士手笔也。

昌邑黄坤载元御，少耽典籍，三十岁左目红涩，为医误

---

① 蜜门：上科本无此二字。查《本草纲目》无"蜜门"，但《本草纲目·虫部》"蜂蜜"条下有"天行房疮"的描述。

治，过服凉药失明，遂发愤习医，穷究义蕴，著书甚富，然渺视千古，毁谤前人。其作《素灵微蕴》，谓仲景而后，惟思邈真人不失古圣之源。其余著作如林，无一线微通者。惊悸之证，在伤寒皆得之汗多阳亡，为少阳相火郁发，或以汗下伤阴，甲木枯槁，内贼戊土，乃有小建中、炙甘草证，重用芍药、生地以清相火。至于内伤虚劳，惊悸不寐，俱缘水寒土湿，神魂不藏，无相火上旺而宜清润者，即偶有之，而脾肾终是湿寒。严用和冒昧而造归脾之方以补心血，薛立斋又有丹皮、栀子加味之法，张景岳、赵养葵、高鼓峰、吕用晦更增地黄、芍药之辈，复有无名下士，作天王补心丹，肆用一派阴凉，群儿醉梦不醒，成此千秋杀运，可怅 [①] 极矣。夜热之症，因阴旺湿土，肺胃不降，君相失根，二火升泄。钱仲阳乃作六味汤丸以滋阴亏，薛氏推广其义，以治男女劳伤、各种杂病，张氏、赵氏、高氏、吕氏祖述而发扬之，遂成海内恶风，致令生灵夭札，死于地黄者最多，其何忍乎？下至二地、二冬、龟板、黄柏诸法，不可缕悉。究其源流，泄火之论，发于河间，补阴之说，倡于丹溪，二悍作俑，群凶助虐，莫此为甚。足之三阳，自头走足，凡胸胁壅满，上热燔蒸，皆足阳明、少阳之不降也。李东垣乃作补中益气之方，以升麻、柴胡升胆胃之阳，谬矣，而当归、黄芪，亦复支离无当。风寒之症，仲景之法备矣，陶节庵作九味羌活之法，杂乱无律，而俗子遵行，天下同符云云。黄著作繁富，时抉精奥，惟所定诸方，偏于扶阳。遗精症谓土湿阳衰，生气不达，乃用桂枝、附子。堕胎症谓命门阳败，肾水渐寒，侮土灭火，不生肝木，木气郁陷而贼脾土，乃用干

_____

① 怅：上科本为"恨"。

姜、桂枝充其类，将生人绝无阴虚火旺之症，是徒知责人，而不知责己矣。

余杭稽留山石云院微尘上人，以其家传经验奇方济世活人，年老惧失传，悉付之梓，名曰《石云选秘》，凡二卷。书中有接骨神方，用闹杨花子烧酒浸一夜，煮酒，每服二分。亦可蒸透晒干为末，入虎骨五分，早上服，午间骨响，接上神效。余以庠说天台叶氏售跌打损伤药致富，甚秘其方，后为佣工人窃得以传。乃用闹杨花子置灶边，得烟气熏蒸，二三年后，研为末，收藏勿泄气，每服二三分，酒下，治损伤立效。但力猛不可多服，《石云》方正与此同。

归安江氏涵暾《笔花医镜》，谓《程①钟龄女科》一卷，悉从诸大家论说中斟酌尽善而出之，字字毫发无憾，并无近时《临证指南》等织巧习气，故依治每收实功。不知《临证指南》虽成于叶氏之门人，采录冗繁，诚为可议。然其审证立方，实多可法可传。即如女科之证，必主奇经，洵能独出手眼，遵而用之，鲜不获效。程氏书岂能见及此耶？是故读程氏书可与立，不若读叶氏书可与权也。

秀水钱彦曧处士经纶，居王江泾，康熙间人也，医术精核。有人仲冬病寒，诸医杂治不效，独处士言伏暑，投青蒿一味而愈。治病受值，必视其贫富，贫者常谢不受，富人以厚币远来，则又却之，且谢曰：若币重，不难致他医，何必我？我邻里孤穷疾病者若而人，待我诊治，安能舍之他适哉？或道逢他方，人问钱先生安在？辄应曰：死久矣。用是名不出乡里，而贫亦如故。殁后，乡人相传为土地神，历百余年未尝著灵怪，而祷祠下者不绝，盖隐君子之有德于乡间者也。著有《脉

① 程：庞本为"陈"，疑音近而误，今据下文及上科本改之。

法须知》三卷，咸丰五年，其同里计二田上舍光昕，为锓板以传。贻余读之，盖荟萃诸家之说，而出之以精确，非积学有得者不能也。其"问法要略"一篇，语约而意详，胜于张景岳之"十问"，备识于此。入国问俗，入家问讳，上堂问礼，临病问便，慎之至也。问男女老幼贵贱，得病何日，受病何从，饮食便利，情怀劳逸，今昔何如，曾服何药，日夜起居，寤寐有无，痰嗽呕嗳，胀闷汗渴烦悸，头目耳鼻口咽喉，胸胁腰背腹痛，手掌冷热，喜恶寒热，膝酸足肿，曾患何疾，疮伤中毒，瘀血病久，或汗下过伤，所嗜何味何物，或纵酒，或长斋，或房室，或泄滑，问妇女月水，有孕果动否。寡妇室女，气血凝滞，两尺多滑，非胎也。心腹痛当问新久，懒言惟点头，中气虚也。昏愦不知人，或暴厥，或久病，妇人僵厥，多中气，宜辨之。小便黄赤为湿热，清之渗之。小便色白，无热也，不可治热。利则气顺，涩则痰滞。重坠牵掣为虚，烦闷拘急为实。喜热恶利为虚，喜利恶热为实。

嘉善名医俞东扶先生震，《古今医案按》十卷，乾隆四十三年自序刊行，其书选择简严，论说精透，可为医林圭臬，惜坊间流传甚少。道光时重修《嘉兴府志·方技门》，不为先生立传，撰述志亦不载此书，缺典也。其书甚推尊叶氏，所录治案，多《临证指南》所未载。卷三痢门有曰：嘉善一妪，常便血，时发时止，至五旬外，夏月便鲜血，里急后重，时或不禁，脉软不数，用五苓、建中转甚。因向宜凉血药，仍以四物加槐、榆、楂、曲，亦无效。叶天士先生以生苍术、生厚朴、炒陈皮、炙甘草、鸡内金、砂仁壳、丁香柄，丸服全愈。又有一童子久痢，叶亦用此方痊愈。人不解其故，震读徐春圃《医统》，因见此方，名醉乡玉屑，治小儿食瓜果致痢，久不愈，乃服先生之典博也云云。余尝以此方加车前子、泽泻治食伤水泻，亦多获效。

吴恕《伤寒指掌》十卷，见殷方叔《医藏目录》。皇甫中《伤寒指掌》十四卷，见《四库全书·医家类》存目。二书皆少传本。嘉庆初，苕南吴坤安贞，又著《伤寒指掌》四卷，以南方近日之伤寒，大半属于温热，治法与伤寒不侔。伤寒入足经，而温邪兼入手经；伤寒宜表，而温邪忌汗；伤寒药宜辛温，而温邪药宜辛凉。苟不辨明，必有误治。故其书既述六经本病，而特参以温热立论，兼及类伤寒之证。先古法，后新法，条分缕晰，既精且详。余从乌程邵蔼人茂才楠借录一部，为蔼人之尊人仙根先生所评择，阐发曲畅，令阅者心开目明。仙根先生治病二十余年，屡拯危笃，盖得力于此书为多。

本朝医学极盛，医书亦大备。伤寒之书，喻嘉言《尚论篇》、柯韵伯《来苏集》、王晋三《古方选注》俱独出手眼，直抉心源。伤寒六经兼诸症，柯氏发其端。温热等病究三焦，叶氏宣其旨。苕南吴坤安荟萃群言，勒为成书《伤寒指掌》，而伤寒之学无余蕴矣。杂病之书，首称叶天士《临证指南》，而张石顽《医通》、秦皇士《证因脉治》次之，他若吴鞠通之温《温热条辨》，戴麟郊《广温疫论》、刘松峰《松峰说疫》、余师愚《疫症一得》之疫，吴师朗《不居集》之虚劳，萧慎斋《女科经纶》、沈尧峰《女科辑要》之女科，程凤雏之幼科《慈幼筏》，叶大椿之痘科《痘学真传》，顾澄江之外科《疡医大全》，皆突过前贤。本草之书，刘若金《本草述》、卢子繇《本草乘雅半偈》、倪纯宇《本草汇言》、张隐庵《本草崇原》、张璐玉《本经逢原》、邹润安《本经疏证》、赵恕轩《本草纲目拾遗》，罔不领异标新，足资玩索。医案之书，魏玉璜之博大《续名医类案》，俞东扶之精深《古今医案按》，顾晓园之灵巧《吴门治验录》，并堪垂范来世。辨正之书，徐灵胎之《医贯砭》，孔以立之《医门普度》，刘松峰之《温疫论类编》，姚颐真之《景岳全书发挥》坊贾假托叶天士，其实乃姚所撰也均可觉迷振愦。单方之书，毛达可之《济世养生集》《便易经验集》，亦为医门珍笈。其余著述如林，尚难悉数，有志于学者，诵习古书，而又潜研诸家，弃驳取纯，融会而贯通之，何患道之不明不行乎？

高丽康命吉《济众新编》，采集众书而成，无甚创解，惟新增管见一条，论服人参、附子之害，语特精当，足以警世，录之。无论大人小儿，人参、附子，用之于热在阳分，则其害立至，医者即觉。若用之于热在阴分，则外似无害，或至数两而死，或致数斤而死，死亦不悔，医者、病者终不觉悟。盖病在阴分，用热药熬尽其津液，然后命尽故也。如此死者，频频见之。

西国医士合信氏《西医略论》，略内证而详外证，其割肉锯骨等法，皆中国医人所不敢用者。内治之法，亦与中国异。如治疟用信石酒，霍乱用鸦片膏、樟脑，滚酒和服，使中国医人用之悖矣。其诊脉至数，验以时表，取其旋运有准，谓华人用鼻息呼吸，恐有迟速长短，不如时表之准也。

吴门顾松园靖远，少日有声黉序，后因父患热病，为庸医投参附所杀，于是发愤习医。寒暑靡间者，阅三十年，求治者踵相接，曾供直御医院，以亲老归。著《医镜》十六卷，徐侍郎秉义为之序，称其简而明，约而该，切于时用而必效，非虚语也。尝治汪缵功患时感证，见证属阳明，因立白虎方，每剂用石膏三两，二服热症顿减。郡中著名老医谓遍身冷汗，肢冷发呃，非参附勿克回阳，诸医和之，群哗白虎再投必毙，顾引仲景热深厥亦深之文，及嘉言阳症忽变阴厥，万中无一之说，淳淳力辩，诸医固执不从，投参附回阳敛汗之剂，汗益多而体益冷，反诋白虎之害，微阳脱在旦暮，势甚危，举家惊惶，复来求诊，顾仍用白虎，用石膏三两，大剂二服，汗止身温，后仍用前汤加减，数服痊愈。遂著"辨治论"，以为温热病中宜用白虎汤此说与余师愚《疫症一得》相合，学者当参观之，并不伤人，以解世俗之惑。顾有秘方，载在《医镜》，一为治膈再造丹，川黄连二两，去毛，细切，用水九碗，煎至六碗，又加六碗，煎至三碗，下赤金一锭，重二两，纹银一锭，重二两，浸汤内、大田螺五十枚，仰放盘中，以黄连汁挑点螺眼，顷刻化为水，用绢滤收、莱菔子煎汁、韭菜汁、侧柏叶汁、梨汁、竹沥、童便各小半碗、人乳、羊乳、牛乳各一大碗，将黄连水同金银田螺汁煎至碗半，次下莱菔汁煎至碗半，次下韭汁，次下侧柏叶汁，次下梨汁，次下竹沥，次下童便，俱以煎至半碗为候，将金银取起，下人乳煎，次下羊乳，次下牛乳，俱以煎至一碗为候，成膏，入瓷罐内封口，埋土内一夜。每用一茶匙，白滚汤下，极重者三服痊愈。如汤水不能进者，将膏挑置舌上，随津咽服，自能饮食。然愈后须食糜粥一月，方可用饭。此方清火消痰，去瘀滋阴，养血润燥，得之何氏按：京江何培元《济生方》中有此方。家传，谓能挽回垂绝之症，故以再造名之。一为治痧硫矾丸，明矾、硫黄各四两，先将二味为末，用豆腐浆在砂罐内煮一昼夜，取出，去豆腐渣，仍入罐，微火熬至干燥，贮入瓷硪，埋地深三尺，三日后取出，矾、硫化紫金色，最下一层有渣泥，不用，再将茯苓、山药各三两，同蒸，晒露一宿，酒炒当归、白蒺藜各四两，乌药、半夏炒各三两，杏仁焙一两半，陈皮去白、炒小茴香各一两，以上各药共研细末，枣泥为丸，清晨盐汤下一钱，临卧白汤下一钱，此方为断除痧根之神剂。有人病痧十年，或十日，或一季、半年时一举发，痛不可忍，叫喊惊人，甚即晕去，或用探吐，或用醋炭熏搐，略得解醒，不能断除，后用此丸数服，而病霍然如失。此证深入骨髓，百无一救，幸得此方，竟可起死回生，且余屡经试验，其效若神，真千金不易之圣药，故亟为表示，以公诸世。顾又有治虚劳方，用生地、熟地、天冬、麦冬、龟板、桂圆、玉竹、茯苓、人乳、山药，《吴医汇讲》乃属之汪缵功，方中增入牛膝一味，岂顾著《医镜》一书，为汪氏所窃取耶？附志于此，俟后之君子详考焉。《医镜》一书，世无刊本，其中自制方佳者甚多。己未岁从直隶李参军晋恒假录全部，庚申杭州遇乱失去，深可惋惜。

　　咸丰戊午冬月，吴晓钲应京兆试归，寄我《齐氏医案》六卷，乃四川叙州齐有堂秉惠所著，自序作于嘉庆十一年，内有效方数则，录之。救劳杀虫丹，鳖甲一斤酒醋浸透、茯苓五两、熟地、山药、沙参、地骨皮各一斤、山萸肉八两、白芥子、白薇各五两、人参二两、鳗鲡鱼重一斤余，或二斤更好，先将鳗捣烂，和前药为细末，粳米饭碾成丸，梧子大，每夜五更时洗脸，北面向天念北斗咒北斗咒云：瘵神瘵神，害我生人，吾奉帝敕，服药保生，急急如律令七遍，即以开水送丸五钱，服毕，南面吸生气入腹中，烧降香置床下，午时又依前法吞服。曾以此法治曹三思，服至半料，虫尽化水，由小便下，状若稀糊，半载而康，连生五子。按：《仁斋直指方》劳瘵方有北斗咒，其辞相同，其药则异，又有用天灵盖并咒，不若齐氏方之纯正。神应散，治时气缠喉，水、药不下，牙关紧闭，不省人事等症，余以此方活人甚多，修合之，佩以济人，德莫大焉。用明雄黄水飞、枯矾煅，研、藜芦生用、牙皂炙黄等分为末，瓷瓶收贮，每用豆大一粒，吹入鼻内，取嚏吐痰，神效。神仙通隘散，治咽喉肿痛，生疮声哑，危急之甚，并治虚劳声嘶咽痛，用硼砂、儿茶、青黛、寒水石各一钱、蒲黄、牙硝、枯矾、川连、黄柏各六分、冰片、潮脑各二分，共研极细末，瓷瓶收贮，每用吹鼻立效。齐尝出游，舆夫发痧，昏晕欲绝，仓卒无药，一老翁告曰：可即透取烟管中油如豆大，放舌下，捧水饮之。如法治之，少顷，舆夫起曰：真灵丹也！我病去如失矣。乃抬齐回家。老翁又言此法不特治痧，尤能治毒蛇咬伤，以烟管烧热，滴油擦患处，立效。后以试用果验。

大兴刘继庄献廷，负经世才，于学无不掩贯，所著《广阳杂记》，间有及医事者，述之以资多识。有妇人患小腹中痛，气冲上不得卧，百药不效，已骨立矣。有吴人诊之曰：此乃经时不谨所致。用白芍二两，香菌一两，猪外肾一对，煎汤，滑石、白矾各五分，共为末，以豆腐衣包之，煎汤送下，下黑血甚多，一剂而愈，亦奇方也。

龚首骧夫人病头风已数年矣，每发时痛欲死，骨节间格格有声，已坏一目而痛不止，延余诊之，定一方用酥炙龟板二钱，麻黄、藁本各一钱，甘草五分，后更为定一方，用何首乌、苡仁、牛膝，令服二剂而愈。

明末高邮袁体庵，神医也。有举子举于乡，喜极发狂，笑不止，求体庵诊之，惊曰：疾不可为矣，不以旬数矣，宜急归，迟恐不及矣。道过镇江，必更求何氏诊之，遂以一书寄何。其人至镇江而疾已愈，以书致何，何以书示之曰：某公喜极而狂，喜则心窍开张，不可复合，非药石之所能治，故以危言惧之以死，令其忧愁抑郁，则心窍闭，至镇江当已愈矣。其人乃北向再拜而去。

太平崔默庵医多神验。有一少年新娶未几，出痘，遍身皆肿，头面如斗，诸医束手，延默庵诊之。默庵诊症，苟不得其情，必相对数日沉思，反复诊视，必得其因而后已。诊此少年时，六脉平和，惟稍虚耳，骤不得其故。时因肩舆道远腹饿，即在病者榻前进食，见病者以手擘目观其饮啖，盖目眶尽肿不可开合也，问思食否，曰：甚思之，奈为医者戒余勿食何。崔曰：此症何碍于食？遂命之食，饮啖甚健，愈不解。久之，视其室中床榻桌椅漆器熏人，忽大悟曰：余得之矣。亟命别迁一室，以螃蟹数斤生捣，遍敷其身，不一二日肿消痘现，则极顺之症也。盖其人为漆所咬，他医皆不识云。

新安程云来林，博究群书，所著《医暇厄言》，乃深于格致之学者。余尤爱其论夜卧一则，有裨于养生，录之。夜卧能使气降，昼卧能使气升。人至暮劳极，眼白昏而带赤，静卧一宵，诘朝对镜，清澈如故，此气降之验也。昼倦当静坐片时，或散步玩物，睡愁自解。若因而沉寝，则初觉之时，目白必赤，此因卧而气反升之验也。盖昼当与阳俱开，乃逆其候而闭之，譬如夜当与阴俱闭，乃故狂呼豪饮，皆伤寿源。古人云：夙兴夜寐，出作入息，天之命，人之纪也。愚一生劝人夙兴，不劝人夜坐。

吴门朱东樵钥，有《本草诗笺》。钱塘陆典三文谟，亦有《本草诗》。而陆为胜，征引亦较广博。药各系以七律，凡五百三十四首，录其第一首人参诗云：五叶三桠别样新，黄参上党味尤纯。瑶光星散天边宝，人体精成地底珍。开胃助脾能补气，宁心润肺自安神。元阳可唤春回转，虚实须教辨识真。按：人参功用固大，误服之害亦非细，末句命意深矣。

袁随园所为"徐灵胎先生传"，载治迮耕石疾，阅之不甚了了。近观《洄溪医案》，乃始释然。医案云：芦墟迮耕石暑热坏证，脉微欲绝，遗尿谵语，寻衣摸床，此阳越证，将大汗出而脱，即以参附加童便饮之，少苏而未识人也。余以事往郡，戒其家曰：如醒而能言，则来载我。越三日来请，亟往，果生矣。医者谓前药已效，仍用前方，煎成未饮。余至曰：阳已回，火复炽，阴欲竭矣，附子入咽即危。命以西瓜啖之，病者大喜，连日啖数枚，更饮以清暑养胃而愈。后来谢，述昏迷所见一黑人立其前，欲啖之，即寒令入骨，一小儿以扇驱之曰：汝不怕霹雳耶？黑神曰：熬尔三霹雳，奈我何？小儿曰：再加十个西瓜何如？黑神惶恐而退。余曰：附子古名霹雳散，果服三剂，非西瓜则伏暑不消。其言皆有证据，亦奇事也。

卷 三

形体

鼻之下口之上为水沟穴，名为人中。其说有二：一谓自此而上，目耳鼻皆双窍，自此以下口及二便皆单窍，上三画阴，下三画阳，合成泰卦也；一则谓天气通于鼻，地气通于口，天食人以五气，鼻受之，地食人以五味，口受之，穴居其中，故名之曰人中。见程云来《医暇卮言》。

膀胱或谓有上口无下口，或谓有下口无上口。张景岳、李士材亦主此说，人皆信之，而不知其非也。若无上下口，何以有交肠之病乎？吴县沈实夫果之，独谓上下皆有口，而上口常闭，水之入于膀胱，仍是三焦化入，而非从上口以入。若腑气大虚，则力乏而窍不能闭，或邪热伤腑，则主开泄，而窍亦不能闭，甚至有交肠之病，粪从小肠下口入膀胱上口，并随小便而出。譬如人身之外窍，脐孔与两耳两乳，亦常闭而不开，有故则或出脓血，或通乳汁，膀胱之上口亦可以类推矣。此论最为近似。余按：唐与正治吴巡按病不得溲，卧则微通，立则不能涓滴，询知常服黑锡丹，因悟结砂时铅不死，硫黄飞去，铅沙入膀胱，卧则偏重犹可溲，立则正塞水道，以故不能通，令取金液丹三百粒，分为十服，煎瞿麦汤下之，膀胱得硫黄，积铅成灰，从水道下，犹累累如细砂，病遂愈。观此益可证膀胱之有上下口也。

中风闭脱辨

中风最宜辨闭脱二证。闭证口噤目张，两手握固，痰气壅塞，语言謇涩，宜用开窍通络、清火豁痰之剂，如稀涎散、至宝丹之类。脱证口张目合，手撒遗尿，身僵神昏，宜用大补之剂，如参附汤、地黄饮子之类。然闭证亦有目合遗尿、身僵神昏者，惟当察其口噤、手拳、面赤、气粗、脉大以为别。脱证亦有痰鸣不语者，惟当辨其脉虚大以为别。至于闭证气塞，亦有六脉俱绝者，不得以其无脉而遂谓是脱证也。

伤寒

徐灵胎《伤寒类方》白头翁汤注云：凡下重者，皆属于热。按：《金匮要略》云：小肠有寒者，其人下重便血。是则下重不专属于热矣，特热证较多，当察脉症治之，不可执一。阳明主阖，故其病为胃家实。太阴主开，故其病为自利。胃家实者，是胃液燥竭也，故必渴，药用栀豉、白虎人参、竹叶石膏、承气等，以存津为主。自利者，是脾脏寒湿也，故不渴，药用理中、四逆等温中为主。

《伤寒论》桃花汤证，或以为寒，或以为热，或以为寒热不调，或以为先热后寒，持论不一，独沈棣怀《医学三书论》至为详确，备录之。阳病下利，便脓血，协热也。阴病下利，便脓血，下焦不约而里寒也。与桃花汤固下散寒，成氏此注深合仲景之旨。盖少阴传经热病，病于少阴之经，实结于胃，少阴直中之寒证，病在本脏，下焦虚寒，失闭藏之职，故用温补以散里寒而固肠胃。《准绳》反以成氏释里寒为非，岂不思热而用固肠收涩之剂，则热何由去耶？吴缓谓此症三阳传来，纯是热病，赤石脂性寒，假干姜以从治之。彼盖见血为热，不知有形之血，必赖无形之气以固之，下焦虚寒不能固血，非温补不能助阳以摄阴，何必阳病热而始便脓血哉？赤石脂性温，丹溪、东垣皆云，然吴缓何据而谓其寒？喻昌颇知仲景救阳之意，而于此条亦以为热证，乃云：滑脱即不可用寒药。何以仲景于自下利者，多用黄芩、黄连耶？白头翁又何为耶？其注支离矛盾，学者当细详之。以涵按：下利热多寒少，其辨少阴寒利之法，汪苓友《伤寒辨证广注》言之最悉，附录于此。少阴里寒，便脓血，色必黯而不鲜，乃肾受寒湿之邪，水谷之津液为其凝泣，酝酿于肠胃之中，而为脓血，非若火性急速而色鲜明，盖冰伏以久，其色黯黑，其气必臭，其脉必微细，但神气静而腹喜就温，欲得手按之而腹痛乃止。

阴证阳证辨

病证阴阳疑似，最难辨别。即如厥有阴阳二证，李士材谓阴厥脉沉弱，指甲青而冷，阳厥脉沉滑，指甲红而温，以此为辨。蒲城王竹坪先生梦祖《伤寒撮要》采之，以为此说最精，留心体验之，百不一失。然观《续名医类案·疫门》载，施幼升六月患时疫，口燥舌干，苔刺如锋，咽喉肿痛，心腹胀满，按之痛甚，渴思冰水，小便赤涩，得涓滴则痛甚，此当急下之证也，惟通身肌表如冰，指甲青黑，六脉如丝，寻之则有，按之则无。医者引陶氏《全生集》以为阳证，但手足厥逆，若冷过肘膝，便是阴证，况通身微冷乎？又陶氏谓阴阳二证，全在脉之有力无力中分，今已脉微欲绝，按之如无，比无力更甚，遂进附子汤，烦躁之极，不逾时竟殒。观此知阳证似阴，又未可以脉沉弱、指甲青冷为凭。余按：成无己曰：凡厥若始得之，手足便厥而不温者，是阴经受邪，阳气不足，可用四逆汤。若手足自热而至温，从四逆而至厥者，传经之邪也，四逆散主之。此说辨别，至为精审。又凡六气之感，异于伤寒之传经者，惟舌较为可凭，阴证亦有黑苔、焦黄苔，然其苔必浮胖，或滑润而不枯，此等处非细心体察，鲜不致误。上海王协中敬义《疫疠溯源》载：吴门汪姓患疫症，适当盛暑，体厥四肢冷极，脉虚，医用参附并四逆等药，遂至危殆。及延余诊，见其咬碎唇舌，周身赤斑成片，形倦而口中谵妄不成语句，脉参伍极乱，已无下手处矣。以此合魏案观之，知阳证阴脉，误投温热，必至杀人，可不惧哉？

上所述通身肌表如冷，指甲青黑，六脉如丝，进附子汤而殒，此阳证似阴，误作阴证治而死也。亦有阴证似阳，误作阳证治而死者。黄退庵《证治指要》云：一妇小产后，身作大热，舌黄脉大，口干，大便多日不解，医者不辨其假，而用白虎汤一服，便通热缓，病家大悦。余诊之，谓此乃格阳于上，其方不可再服，必当温补。问：既系虚证，何昨日服药大便通，热势解耶？余曰：此大便之结，如寒月水泽，腹坚，其通者，几微元阳为寒凉所逼而出。其热势减者，亦因寒凉灌灌，暂为退舍。脉象浮大，软如丝絮，急服八珍汤，尚恐无及。其家不信，医来复诊，见有应效，仍用前方加麦冬、五味子，服后两目直视，循衣摸床，一昼夜而终，悔无及矣。余按：凡寒在内而格阳于外，寒在下而格阳于上，此为无根之火，症见烦躁欲裸形，或欲坐卧泥水中，舌苔淡黄，口燥齿浮，面赤如微酣是为戴阳，或两颧浅红，游移不定异实热证之尽面通红者，叶天士谓戴阳之红，红而娇嫩带白，言语无力，纳少胸闷，渴欲饮水，或咽喉痛而索水至前，复不能饮，肌表虽大热，而重按则不热，或反觉冷，或身热反欲得衣，且两足必冷，小便清白，下利清谷亦有大便燥结者。脉沉细，或浮数，按之欲散，亦有浮大满指，而按之则必无力，是宜温热之剂。如八味丸等药须凉服，从其类以求之也。

暑

陆丽京《医林新论》谓人之游于暑月而清明在躬者，恃有元气以胜之。世俗夏月辄服香薷饮，不知香薷性味辛温，走散真气。厚朴气力辛猛，摧陷元阳，招暑引邪，无过于此。更有服六一散者，不知甘草性虽和平，而向有中满喘胀，及胸多积滞者，亦不宜概用。滑石利窍，表虚者服之则卫气不固，遗滑者投之则精关不守，此又不可不审也。孙真人以为虚弱之人，暑月当服生脉散。又云：夏月常服五味子，以补五脏之气。余则以为寻常汤饮，须用乌梅砂糖汤，寻常水饮，须用梅浆水，此既补元，又能消暑，况兼爽口，贫者可以通行。又见有夏月施茶茗者，其性寒凉消克，暑月之人，元气已自摧残，而劳伤因惫，正藉资扶，乃更饮茶茗，重虚其虚，冷饮则腹痛泄泻，热饮则散表出汗，胃气一虚，不觉暑气透入，忽而长途昏倒，痧闷丛来，变生俄顷，皆此地之为，而人未之知也。此后有施汤饮者，热汤宜调入砂糖少许，冷水宜调入梅浆少许，如有梅浆，亦可入砂糖少许，收敛真气，大助元神。既饮之后，两目神明顿爽，两足精力涌出，饥即暂饱，渴亦生津，此可验也。不则宁用白滚汤或白水。丹溪云：淡食能多补。况太羹元酒，以无味为至味，故当知其利益耳。吾愿世之为善人长者之行者，其亟改而传广之。余谓香薷饮决不可服，六一散若于暑路远涉之后，胸痞恶食，饮之以解暑气，往往获验，特非常服之品。砂糖、梅浆，诚远胜于茶茗，然既受暑气之后，服之病必增剧，以此施舍，安得遍执途人而问之？窃谓养生家之服食，当效其法。若欲施之行路，转不如白滚汤之有利无弊。按：章杏云《饮食辨》云：暑月力作及注夏之人，常饮糯米汤秫米亦妙代茶，能保肺气，固卫阳。此却人人可用，胜于砂糖、梅浆也。

方书有云：暑月中热卒死，姜汤、童便乘热皆可灌之，切勿饮以冷水，及令卧冷地，即至不救。今按：暑证忌姜。尝有中暑而患干霍乱者，饮姜汤一盏即毙。治中热卒死，古方蒜泥井水法最良。吾里孔雅六学博宪采，言尝于酷暑中见一老妪倒地，口眼尽闭，鼻无气息，急令人以蒜头二颗研烂，取路上热土日晒处净土是也，污泥不可用，新汲井水一碗调匀，以箸启其齿灌之，五七匙后，始受而作呕，灌尽，大吐有声息，手足亦渐舒动，至黄昏后方苏。自云烈日中行十余里，心烦口燥，啖麦饼晕闷而绝，不自知也。投以此方，暑食俱得吐去，而人乃苏。后屡治中暑者均效。

暑风

表弟周克庵学正士燮，熟精医理。道光丙午夏，暑风甚剧，时疫大作，俱兼喉痛，亡者接踵，医皆束手。克庵家病者甚众，亲自疗治获痊。悯世医之寡识，为作论曰：暑风由口鼻而入，时冷秽气，亦由口鼻而入，先伤上焦手太阴肺经。其始见症也，或喉痛而腐，或不腐，洒洒恶寒，蒸蒸发热，有汗不解，遍体现红晕，舌白腻。首用辛凉平剂，连翘、薄荷、荆芥穗、银花、淡豆豉、牛蒡子、苦桔梗、杏仁、元参、紫马勃、瓜蒌皮、白茅根、竹叶，可随症选用，以表泄表风，兼宣秽浊。其继也，但热不寒，喉痛仍在，痰涎稠腻，目红多眵，舌绛无苔，红痢杂以白疹，烦渴瞀闷，燥扰不安，寐则自语，醒则神清，状类犀角地黄及白虎汤证。不知肺卫与心营甚近，此系肺热侵逼包络，未尝竟入营分，以神不昏昧辨之。此时遽与犀角，是开门揖盗也，或识蒙窍阻，犀角并牛黄清心丸、至宝丹，亦不在禁例。至白虎证脉洪大，自汗不止，口渴无度，遵古法脉之诚无误，倘用不合法，恐肺经之邪热无出路，致下迫大肠而为痢也。宜用川郁金、黑山栀、瓜蒌皮、芦根、竹叶、桑叶、连翘之类，以廓清热邪，开泄秽气。如毒重者，甘草、人中黄、大青叶、板蓝根，亦可随意加入。再兼症或有身痛肢软，即暑风流走肢体，参用防己、秦艽、桑枝一二味可也。总之，此证留恋手太阴肺经居多，故用药宜轻清宣解，不必用苦寒沉降之品，诛伐中下二焦无过之地。

霍乱转筋（俗称吊脚痧）

山阴田雪帆明经晋元，著《时行霍乱指迷辨正》，世俗所称吊脚痧一证，以为此真寒直中厥阴肝经，即霍乱转筋是也。初起先腹痛或不痛，泻利清水，顷刻数十次，少者十余次，未几即手筋抽掣，呕逆，口渴恣饮，手足厥逆，脉微欲绝，甚则声嘶舌短，目眶陷，目上视，手足青紫色，或遍身青筋硬凸如索，汗出脉绝，急者旦发夕死，夕发旦死，缓者二三日或五六日死。世医认为暑湿，妄投凉泻，或认为痧气，妄投香散十香丸、卧龙丹之类，鲜有不毙。宜用当归四逆加吴茱萸生姜汤当归二钱、炒白芍钱半、桂枝钱半、炙草一钱、通草一钱、吴萸钱半、细辛八分、生姜三片、黑枣三枚，水煎冷服，轻者二三剂一日中须频进二三剂即愈，重者多服数剂，立可回生，百治百效，真神方也。如呕者，本方加姜制半夏三钱，淡干姜一钱；口渴恣饮，舌黄，加姜炒川连五分为反佐，《经》所谓热因寒用也；腹中绞痛，名转筋入腹，加酒炒木瓜三钱；手冷过肘膝，色现青紫，加制附子三钱；若声嘶目上视，舌卷囊缩，脉已绝，为不治，服药亦无及，速用艾灸法脐下三寸关元穴，用附子捣烂捍作饼如钱大，安穴上，以龙眼大艾柱加其上，灸十四壮，重者三十壮，呕泻止，厥回即愈。如无附子，用生姜切片如钱，贴灸亦可。无姜贴肉灸亦妙。病人腹内知温，呕泻即渐止。量寸法以病人中指中一节若干长为一寸，用草心候准量之，不可截断，只须摺作三叠即三寸矣。此证种种，皆肝经现症，亦寒邪为病，可疑者口渴舌黄，喜冷饮，及不欲衣被两症耳。缘坎中真阳为寒邪所逼，因之飞越，所谓内真寒而外假热，但以脉辨之，自无游移矣。有习用温补之医，知此证为阴寒，治用附子理中、四逆等汤，温补脾肾，究非直走厥阴，仍不能奏效。余按：此证自嘉庆庚辰年后患者不绝，其势至速，医不如法，立时殒命，而方书罕有详载治法者，特备述之以贻世云。

许辛木云：治吊脚痧莫妙于来复丹，然硫黄须用真倭产，如用土硫黄即不验。而服此丹用小丸者，每即吐出，惟作大丸，临用舂作末服，虽吐亦不尽，再服再吐，少顷药性发即不复吐而愈。用姜汤送下，须极浓极辣乃佳。道光辛巳，此证盛行，有捣浓姜汁频服而愈者。

热

发热有阳陷入阴者，有阳浮于外者。阳陷入阴者，其热自阴分达于阳分，与疟热相似，而实不同。疟为阴阳交争，此为阳陷于阴，故但热不寒。若独用表散药，则药力从阳分而泄，何由入阴分引阳邪而出？宜用孙真人柴胡梅连散，盖以梅连摄柴胡入阴分而出之阳，其邪乃得去也。说见《小儿诸热辨》。阳浮于外者，乃表里俱虚，阳气不归元而浮于外也，宜以六神散入粳米煎。和其胃气，阳气归内，身体自凉。说见《慈幼筏》。此二证一系外感，一系内伤，临证宜详察之。

柴胡梅连散

柴胡、前胡各三钱，胡黄连、乌梅各一钱。

上咬咀，每一钱，童便一盏，猪肚一枚，猪脊髓一条，韭根白半钱，同煎，不拘时温服。

六神散

四君子加山药、扁豆姜水浸，去壳炒、煨生姜、大枣。

王孟英读书精细，最有卓识，如论虞花溪治夜热症，独能辨前人之误，详见《古今医案按选》，备录于此。

虞花溪治一妇，年四十余，夜间发热晨退，五心烦热无休止时。半年后，虞诊其脉，六部皆数伏而牢，浮取全不应，与东垣升阳散火汤妙！切记此法，今人则竟滋阴降火矣，四服热减大半，胸中觉清快胜前，再与二帖，热悉退，后以四物加知、柏，少佐炒干姜，服二十余帖愈。

余按：夜热脉数，的系阴虚，因其脉伏且牢，浮取不应，故用升阳散火得效，仍以阴药收功。然阴药用六味及二地、二冬必不效，妙在芎、归合知、柏，及从治之炒干姜也。王孟英云：此热在血分，而误治半年，其热愈伏愈深，故脉症如是，补用升阳散火，所谓火郁发之也，后以炒干姜佐四物、知、柏收功，乃血分受病之专剂，与阴虚生热当用阴药者治法有别，误用皆为戈戟。

江氏之注，俞氏之论，皆欠明晰，无怪庸庸者之议药不议病也。

冯楚瞻曰：潮热之证，有阴阳之分。平旦潮热，自寅至申，行阳二十五度，诸阳用事，热在行阳之分，肺气主之。日晡潮热，自申至寅，行阴二十五度，诸阴用事，热在行阴之分，肾气主之。一以清肺，一以滋肾。若气虚潮热，参、芪、熟附，所谓温能除大热也。血虚潮热，归、芍、骨皮，所谓养阴退阳也。其论潮热颇详，如《伤寒论》所云：日晡潮热，以阳明王于申酉戌之故。则所谓行阳主肺气，行阴主肾气，乃浑举之辞，不可执一。

热入心胞

大人、小儿感证，热入心胞，神昏谵语者，有犀角、羚羊角、连翘、金银花、元参、生地、人中黄、淡竹沥等味，送下至宝丹，往往获效，其有热邪深入发痉者，亦宜以此疗之。世人遇小儿患此证者，妄谓惊风，用针挑之，走泄真气，阴阳乖逆，转至不救。

咸丰戊午秋日，仁和司训吴蓉峰之孙女十二岁，冒暑神昏，谵语发痉，余以煎药投之。蓉峰之室人，复延女医视之，谓是惊风，以针挑之，次日病热转剧而殒。余甚讶药之无灵，深以

为歉。庚申秋日，避难北车塔村，村中陈氏儿发热神昏，谵语
发痉，余仍以前药与之，服药后酣睡汗出，似有转机，忽其戚
某医来视，谓是惊风，以针挑其胸腹，其汗遂敛，病益加重，
至夜即毙。同时余又治二人病情相同，皆用前药得痊，则皆不
用针挑者也。始知前二人之死，非药之咎，实由误认惊风而用
针挑耳，特志之以示戒。

疫

《内经》疗疫小金丹，古法今不能用。近日所传治瘟之方，
刘松峰之五瘟丹，制甘草甲己年为君、黄芩乙庚年为君、黄柏丙辛
年为君、栀子丁壬年为君、黄连戊癸年为君、香附去净细毛、苏叶
凤头者、苍术米泔浸、陈皮以上四味为臣、明雄黄另研细、朱砂另
研细。制甘草法。立冬日取大青竹，一头截去节，一头留节，纳生甘
草于内，蜡封口，浸粪坑中，冬至取出，晒干听用。前甘草五味，当
以某年为君者多，臣数之半，如甘草二两，则此外八味只用一
两，雄、朱二味又减半，只用五钱，于冬至日将甘草等九味为
末，雄、朱另研，以一半入甘草等药末中为丸，留一半为衣，
再用飞金为衣，大人服者丸如梧子，小儿服者丸如黍米，雪水、
生蜜为丸。面东服五十丸，病轻日浅者一服愈，病深日久者，
三四服愈，忌一切厚味。此方兼治暑月一切热证，又解痘疹毒。
有力之家，制丸施人，功德无量。至于避瘟之法，用乳香、苍
术、细辛、生甘草、芸香、白檀香为末，枣肉丸，焚之。又以
贯众浸厨房水缸用之。又雄黄二两，丹砂、鬼臼、石菖蒲各一
两，共为末，井水调和，涂五心及额上、鼻中、耳门，辟瘟甚
验。若入瘟家，以麻油涂鼻孔，出再取嚏，则不染，皆善法也。

而握要之法，则如张景岳所云：必节欲、节劳，仍勿忍饥而迎其气。尤为得之。

常州余师愚霖客中州时，父染疫，为群医所误，及奔丧归，视诸方皆不外治伤寒之法，思此证必有以活人者，公之于世，稍释隐憾。因读《本草》言石膏性寒，大清胃热，味淡而薄，能表肌热，体沉而降，能泄实热，恍然大悟，非此不足以治热疫。遇有其症，投之无不获效，历三十年，活人不少，遂著《疫症一得》二卷，于乾隆五十九年自序刊行。大旨谓吴又可辨论伤寒、瘟疫甚晰，如头痛、发热、恶寒，不可认为伤寒表证，强为发汗，徒伤表气，热不退。又不可下，徒损胃气。斯语已得其奥妙，惟于从口鼻入，不传于胃而传于膜原，此论似有语病。至用达原、诸承气，犹有附会表里之意，惟熊任昭首用败毒散，去其爪牙，继用桔梗汤，用为舟楫之剂，退胸膈及六经之热，确系妙法。余采用其法，减去硝、黄，以疫乃无形之毒，难以当其猛烈，重用石膏，直入戊己，先捣其窠巢之害，而十二经之患自易平矣。其方名清瘟败毒散，药用生石膏大剂六两至八两，中剂二两至四两，小剂八钱至一两二钱、小生地大剂六钱至一两，中剂三钱至五钱，小剂二钱至四钱、乌犀角大剂六钱至八钱，中剂二钱至四钱，小剂一钱至钱半、真川连大剂六钱至四钱，中剂二钱加至四钱，小剂一钱至钱半、生栀子、桔梗、黄芩、知母、赤芍、元参、连翘、竹叶、甘草、丹皮。以为疫症初起，恶寒发热，头痛如劈，烦躁谵妄，身热肢冷，舌刺唇焦，上呕下泄，六脉沉细而数，即用大剂；沉而数者，用中剂；浮大而数者，用小剂。如斑一出，即用大青叶，量加升麻四五分，引毒外透，此内化外解，浊降清升之法，治一得一，治十得十，以视升提发表而愈剧者异矣。其所载治验，俱用石膏数两，犀角、黄连数钱。归安江《笔花医镜》载治一时疫发斑，用石膏至十四斤而斑始退，盖即用其法也。近陈载庵亦仿之而获效。王学权《重庆堂随笔》云：吴又可治疫主大黄，盖所论湿温为病，湿为地气，即仲圣所云浊邪中下之疫，浊邪乃有形之湿秽，故宜下而不宜清。余师愚治疫主石膏，盖所论者暑热为病，暑为天气，即仲圣所云清邪中上之疫，清邪乃无形之燥火，故宜清而不宜下。二公皆卓识，可为治疫两大法门。允哉言乎！

痧

陈载庵云：《痧症全书》中涤痧丸，失载其方，余访得之，即是龚云林《万病回春》所载白虎丸，用千年石灰，刮去杂色泥土为末，水飞过，丸如桐子大，每服五十丸，再视病轻重加减，烧酒送下。此药顺气散血，化痰消滞，治青筋。北方谓之青筋，南方谓之痧。初觉头疼恶心，或腹痛，或腰疼，或遍身作痛，不思饮食，即进一服，当时血散而愈。若用砭刺之法，耗损其血，不若此方之神妙。《松峰说疫》亦采此方，谓霍乱痧挣皆治之，惟青筋多生冷寒湿所致，宜用烧酒，至热症或用冷水、冷茶送，随症变通可耳。又治心腹痛，及妇人崩漏带下，或久患赤白痢，并一切打扑内伤，血不能散，服之皆大效。载庵言，以此药施人治痧症，获效果捷。千年石灰不可得，用古墓中石灰可也。

长洲龙青霖柏《脉药联珠》谓痧胀之证，多属奇经，盖奇经为十二经之支流也，五脏之清气不升，六腑之浊气不降，譬犹五湖四渎，浸溢泛滥，尽入江河，而清浊已混，更水甚土崩，泥沙混扰，流荡不清，井俞壅塞，故其病有痧胀之名。痧胀者，犹沙涨也。痧胀总由十二经清浊不分，流溢入于奇经，而奇经脉现，则为痧症也。邪气滞于经络，与脏腑无涉，不当徒以药味攻脏腑，宜先用提刮之法及刺法，使经络既通，然后用药，始堪应手。其论痧症属奇经，未经人道，理实确而可信也。

咸丰六年夏秋之交，杭州人患吊脚痧，吐泻腹痛，足筋拘急，不即救，一二时即死。传有外治神方甚验，好善之家，制药施送，救人不少，干霍乱症亦可治。七年八月，运司河下刘某患绞肠痧，势甚危险，其邻某知柴垛桥边夏家有此药，急往乞取，治之立愈。余目击其效，真神药也。兹录其方，并载药价，有力预备济人，功德无量。麝香五钱，钱十八千九百、母丁香一两，钱一百四十、猺桂心去皮，一两二钱，钱二千二百、生香附一两，钱十、倭硫黄三两五钱，钱二千五百，又合药工钱二百十，小痧药瓶五百三个，钱六百五十。共药七两五钱，每一瓶贮药一分五厘，每用一瓶，病重者用二瓶，上药研极细末，分贮小瓶，黄蜡封口，用时先将暖脐膏药烘透，倒药末在中间，即向病者脐上贴住，一时即愈。此方救病甚速，然药性猛烈，断不可服，孕妇忌贴。

绞肠痧即干霍乱，《温病条辨》谓由寒湿，其驱浊阴以救中焦之真阳，方用附子、干姜等热药。《伤寒论汇言》谓此症得之夏秋间，设或见腹痛脉沉，误作阴寒治疗，一进热物汤茶酒药等，即刻闷乱而死。二说截然相反。余谓此症寒热皆有之，医者切宜审慎用药。其治之之法，有不论寒热皆可用者。外治则取委中穴腿弯处，多用热水急拍，红筋高起，刺之出血即愈。内治则用马粪年久弥佳，瓦上焙干，末，滚水冲服一方加黄土，入淡黄酒煎服二三钱，不知再作服。二法皆载《温病条辨》，实良方也。马粪并治霍乱吐泻，余曾疗治多人。

疟

周慎斋曰：治疟之法，升其阳使不并于阴，则寒已，降其阴使不并于阳，则热已。升其阳者，是散阳中之寒邪，柴、葛、羌之属，为散寒之品也。降其阴者，是泻营中之热邪，芩、知、膏[①]之属，为泻热之品也。盖并之则病，分之乃愈也。此盖本之王肯堂之治案，王之外祖母年八十余，夏患疟，诸舅以年高不堪再发，议欲截之。王曰：欲一剂而已亦甚易，何必截乎？乃用柴胡、升麻、羌、防、葛根之辛甘气清，以升阳气，使离于阴而寒自已，以石膏、知母、黄芩之苦甘寒，引阴气下降，使离于阳而热自已，以猪苓之淡渗，分利阴阳，不得交并，以穿山甲引之，以甘草和之，果一剂而止。俞惺斋云：读《灵兰要览》，载此方治疟屡效。又附随症加减法，最为精当，是金坛得意之作。又谓李士材治程武修蓝本于此，惟以白豆蔻换穿山甲，亦其善用药处。余按：近俗治疟多宗倪涵初，似逊此方，然以之治疟，亦不能尽效，知病有万变，未可执一。比见王孟英《古今医案按选》论此最为精当，云：此案但言夏月患疟，而不详脉症，所用升散之药五种，苦寒之药三种，虽为金坛得意之作，余颇不以为然。后人不审题旨，辄抄墨卷，贻误良多。邹润安云：据金坛云，是使阴阳相离，非使邪与阴阳相离也。使邪与阴阳相离犹可，言人身阴阳，可使之相离乎？斯言先得我心，余治门人张笏山之弟，疟来痞闷欲死，以枳桔汤加柴、芩、橘、半，一饮而瘳，是调其阴阳，而使阴阳相离也。

---

① 膏：庞本为"乌"，据上文应为泻热之石膏，今据上科本改之。

《左传》齐侯疥遂痁。《颜氏家训》改"疥"作"痎"，谓《说文》：痎，二日一发之疟。痁，有热疟。齐侯之病，本是间日一发，渐加重，故为诸侯忧。今北方犹呼痎疟，音皆。俗儒云病疥，令人恶寒变成疟，此臆说也。疥癣小疾，岂有患疥转作疟乎？余谓人之疾病无常，初患疥癣而继患疟，亦所时有，若以疥为痎，则痁为有热疟，痎为二日一发之疟，亦何尝无热乎？

治疟有谓必当用柴胡者，以疟不离乎少阳，非柴胡不能截也。有谓不当概用柴胡者，以风寒正疟则宜之，若感受风温、湿温、暑热之气而成疟者，不可执以为治也。窃谓疟邪未入少阳，或无寒但热，或无热但寒，或寒热无定候者，原不得用柴胡。若既见少阳症，必当用柴胡，以升清肝胆之热，虽因于温热、暑湿，亦何碍乎？

三阴疟

治三阴疟，震泽沈诒亭_{庆修}传一方，用山楂、槟榔、枳壳、甜茶各三钱，于疟发之日前二时，水煎服，一剂立愈，云试多人皆验。余谓此方药峻，藜藿之体及疟初起者宜之。吴晓钲言其六世祖山年公手稿录存治久患三阴疟方，云传自外舅朱竹垞先生者，用生何首乌八钱，生黄芪、佩兰各四钱，水煎，临发前服，三次立愈。此方尤宜于膏粱之体。二方皆试验，而方书中不恒见，并录之。

痢

孔以立《痢疾论》谓五色痢法当温补脾肾，余治一五色痢，用温而愈。然《冯氏锦囊》中有五色痢实证一条，想或有此证，余特未之见也云云。余曾治一小孩患五色痢，口渴发热，用万密斋《保命歌括》凤尾草方，一服即愈。此方主治赤白痢，而五色痢亦可治，可知其功效之神。大抵五色痢有温寒之别，宜温者难治，宜寒者易治。录方于此：凤尾草竹林中与井边者极佳，如无，即产别地俱可用，连根一大握，一名鸡脚草、老仓米一勺、老姜带皮，三片、葱白连须，三根，用水三大碗，煎至一碗，去渣，入烧酒小半盏，真蜜三茶匙，调极匀，乘热服一小盏，移时再服，以一日服尽为度，忌酸味及生冷、煎炒、米面、点心、难化等物。余按：《本草》凤尾草性至冷，治热毒下痢，治痢者确审非虚寒证，乃可用之。

痢以口渴，腹痛为实热。丹溪曰：口不渴，身不热，喜热手熨烫，是名挟寒。李士材曰：口渴更当以喜热喜冷分虚实，腹痛更当以痛之缓急、按之可否、腹之胀与不胀、脉之有力无力分虚实。盖恐人概以口渴，腹痛为实热也。然则不口渴，腹痛者，果皆属虚寒乎？又昔人谓先痢后泻者，肾传脾，为微邪，易治；先泻后痢者，脾传肾，为贼邪，难医。余尝持此说以临症，遇有先泻后痢，口不渴，腹不痛者，几难辨其为实热、为虚寒。后见秦皇士《症因脉治》有云：湿热痢之症初起，先水泻，后两三日便下脓血，湿气胜，腹不痛，热气胜，腹大痛，肛门重滞，里急后重。又云：下痢红积而腹不痛，湿伤血分也，宜服河间黄连汤黄连、当归、甘草。始悟腹不痛者，亦有实热，而口不渴可类推矣。自后凡遇夏秋痢疾，口不渴，腹不痛，而里急后重痢无不里急后重，小便少，脉数者，一以河间法治之皆效。

白槿花治赤痢甚效。余于杭郡学署植数株，秋间花开繁茂，凡患赤痢者，以花五六朵，置瓦上炙，研，调白糖汤，服之皆愈。荷花池头陈某秋间下痢月余，诸药不效，已就危笃，亦以此方获愈。采花晒干，藏之次年，治痢亦效。

治噤口痢方：用人参倍用、黄连姜汁制、石莲肉炒，二味等分，水煎缓服。此方胃气虚者宜之，若热毒盛者，尚宜酌用。华治老少下痢，食入即吐，用白蜡方寸匕，鸡子黄一个，石蜜、苦酒即醋也、发灰、黄连末各半鸡子壳，先煎蜜、蜡、苦酒、鸡子黄四味令匀，乃纳连、发，熬至可丸乃止，二日服尽，神效无比。李濒湖谓此方用之屡经效验，乃诸家方书罕见采录，知良方之见遗者多矣。陈氏藏器治小儿痢，用鸡子和蜡煎，盖本此方之意，然不若此方用药灵妙也。咸丰八年八月，罗镜泉患赤痢月余，诸医用温补药，日就沉重。延余治之，询知体倦头眩，不思饮食，腹不甚痛，诊其脉，右关沉数有力，余脉皆虚。余谓尚有积滞在内，因用补太早，郁而不泄，然迁延逾月，体倦头眩，神已惫矣，未可峻攻也。乃用生地炭二钱，白芍二钱，归身炭七分，地榆炭钱半，荆芥穗炭五分，炒槐米一钱，丹皮炭一钱，酒炒黄芩一钱，制厚朴六分，麸炒枳壳一钱，山楂钱半，神曲二钱，蛀黑枣二枚，服三剂，痢止能食，改方调理而痊。按：此症初起，腹不痛，口不渴，是以皆主温补，特未曾读秦皇士之书故耳。

泻

七味白术散，治小儿久泻脾虚者最灵。震泽泥水匠贺凤山孙二岁，泄泻两月，身热少食，面色痿黄，夜睡时惊，幼科用青蒿、扁豆、二苓、厚朴、枳壳、陈皮等药，日就危笃。求余治之，令服七味白术散党参二钱，焦白术、茯苓二钱，炙甘草四分，木香四分，葛根四分，藿香七分，煨姜三分，四剂泻止身凉。改方去葛根，加炒扁豆二钱，炒苡仁三钱，砂仁三分，桔梗四分，四剂全愈。

疝

四苓散治疝，有极验者。周克庵于丁巳岁病痰火痓后，忽睾丸起块如鸡卵，坚硬重坠不能行，始服治疝药，如川楝子、荔枝核等，反作痛，自揣是岁寓吴江时，常于酒后至茶肆，饮茶过多，殆水气流入膀胱所致，与肝经无涉，改服四苓散，泄泻数次而疝全愈。

咳嗽

《客尘医话》云：咳嗽大半由于火来克金，谓之贼邪，最难速愈。因风寒外袭，而内生实火，急宜泻之。若失于提解，久之传变生疾，误服阴药，反成劳瘵。此数语甚的。又云：如果系虚火，惟壮水一法。但养阴之药，又皆阻气滞痰，是在治之者灵也。如生脉六君汤、金水六君煎之类，最为妥当。余按：金[①]水六君煎，景岳以治肺肾虚寒，水泛为痰，而《景岳全书发挥》訾其立方杂乱二陈、地、归，且谓水泛为痰而用二陈，于理不通，当用地黄汤，至壮水之法，六君汤亦非所宜。薛生白雪有案云：此由金水不相承抱，故咳久不愈，切勿理肺，肺为娇脏，愈理愈虚，亦不可泛然滋阴，方用整玉竹、川石斛、甜

---

① 金：庞本为"君"，据上文及上科本改之。

杏仁、生扁豆、北沙参、云茯神，迥胜于生脉六君汤、金水六君煎。余仿此以治久嗽阴伤，无不获效。

咳嗽有寒热之别，不可误治。感寒者，鼻塞流涕，或微恶寒，宜服生姜、葱白日二次，不宜常服。挟热者，夜嗽较甚，喉痒，口或微渴，宜服淡盐汤可常服代茶。初起服此者，不致久延，余家用之恒验。

噎

《名医类案》载：绛州僧病噎不能食，语弟子死后可开胸喉，视有何物，弟子开视，得一物，似鱼而有两头，置钵中，时寺中刘蓝作靛，取置钵中，虫遂化为水。自是人以靛治噎疾多效。陈无择《三因极一病证方论》，以为此乃生瘕，非五噎比，后人因以蓝治噎，误矣。盖噎亦有因瘕而成者，蓝能疗之，未可以概治噎症也。按：《续名医类案》载武昌僧患胃脘痛，其徒亦患之，师死，遗命必剖视吾心，果于心间得细骨一条，长七八寸，形如簪，插瓶中供师前。偶有贵客至杀鹅，取骨挑鹅喉，凡染鹅血处即化。徒饮鹅血数日，胃疾竟除。此与绛州僧事相类。考《本草》鹅血治噎膈反胃，张石顽《医通》备述其法。僧之胃痛而生骨，殆亦噎类耶？然则鹅之功用，实胜于蓝矣。

明·蒋仪用《药镜拾遗赋》注云：噎膈翻胃，从来医者病者群相畏惧，以为不治之证，余得此剂，十投九效，不啻如饥荒之粟，隆冬之裘也。乃作歌以志之曰：谁人识得石打穿，绿叶深纹锯齿边。阔不盈寸长更倍，圆茎枝抱起相连。秋发黄花细瓣五，结实扁子针刺攒。宿根生本三尺许，子发春苗随弟肩。

味苦辛平入肺脏，穿肠穿胃能攻坚。采掇花叶捣汁用，蔗浆白酒佐使全。噎膈饮之痰立化，津咽平复功最先。按：石打穿，《本草》罕见，至《本草纲目拾遗》始载其功用，然世人识之者鲜，即或识之，亦未必信而肯服。余谓噎症初起，莫如《医学心悟》之启膈散。又秘传噎膈膏，程杏轩《医述》以为效如神丹。人乳、牛乳、芦根汁、人参汁、龙眼肉汁、蔗汁、梨汁[①]，七味等分，惟姜汁少许，隔汤炖成膏，微下炼蜜，徐徐频服。至顾松园之治膈再造丹，谓能挽回垂绝之症见今书门。有此数方，何事更求僻药乎？

噎膈之症，定州杨素园大令藜照所论，最为详核，见于王孟英《古今医案按选》中，备录于此。此证昔与反胃混同立论，其实反胃乃纳而复出，与噎膈之毫不能纳者迥异。即噎与膈亦有辨，噎则原能纳谷，而喉中梗塞，膈则全不纳谷也。至为病之源，昔人分为忧、气、恚、食、寒，又有饮膈、热膈、痰膈、虫膈，其说甚纷。叶天士则以为阴液下竭，阳气上结，食管窄隘使然。说本《内经》，最为有据。徐洄溪以为瘀血顽痰，逆气阻隔胃气，其已成者，无法可治。其义亦精。然以为阴竭而气结，何以虚劳症阴竭致死，而阳不见其结？以为阴竭而兼忧愁思虑，故阳气结而为噎，则世间患此者，大抵贪饮之流，尚气之辈，乃绝不知忧者，而忧愁抑郁之人，反不患此。此说之不可通者也。以为瘀血顽痰，逆气阻隔胃气似矣。然《本草》中行瘀化痰降气之品，不一而足，何竟无法可治？此又说之不可通者也。余乡有治此者，于赤日中缚病人于柱，以物撬其口，抑其舌，即见喉间有物如赘瘤然，正阻食管，以利刃锄而去之，出血甚多，病者困顿，累日始愈。以其治甚险，故多不敢尝试。

----

① 梨汁：庞本衍"姜汁"二字，今据上科本删。

又有一无赖，垂老患此，人皆幸其必死，其人恨极，以紫藤梗拘探入喉中，以求速死，呕血数升，所患径愈。此二人虽不可为法，然食管中的系有形之物阻扼其间，而非无故窄隘也明矣。又献县人患此，临危嘱其妻剖喉取物，以去其病。比死，其妻如所诫，于喉间得一物，非骨非肉，质甚坚韧[①]，刀斧莫能伤，掷之园中树上，经年亦不损坏。一日其子偶至园中，见一物黏缀草间，栩栩摇动，审视，则其父喉中物也，异而伫目半日许，物竟消化，遂采其草藏之。有病噎者煎草与饮，三啜辄愈，遂以治噎擅名。如是者十余年，后其草不生始止。是世间原有专治此证之药矣。余臆度之，此症当由肝过于升，肺不能降王孟英云：片言断定，卓识真不可及，血之随气而升者，留积不去，历久遂成有形之物，此与失血之证同源异派。其来也暴，故脱然而出为吐血；其来也缓，故流连不出为噎膈。汤液入胃，已过病所，必不能去有形之物，故不效。其专治此症之药，必其性专入咽喉，而力能化瘀解结者也。昔金溪一书贾患此，向余乞方，余茫无以应，思韭叶上露善治噤口痢，或可旁通其意，其人亦自知医，闻之甚悦，遂煎千金苇茎汤，加入韭露一半，时时小啜之，数日竟愈。王孟英云：方妙。

吐

《千金方》治粥食汤药皆吐不停者，灸手间使穴三十壮。穴属手厥阴，在掌后三寸。今人罕[②]知用此法者。治吐汤药，虞天民方最善，用顺流水二盏，煎沸，汤泡伏龙肝，研细搅浑，

---

① 坚韧：庞本为"坚勒"，文义不通，今据上科本改。

② 罕：庞本为墨丁，今据上科本补。

放澄清，取一盏，入参、苓、白术各一钱，甘草二分，陈皮、藿香、砂仁各五分，炒神曲一钱，陈米一合，加姜枣同煎至七分，稍冷服，别以陈米煎汤，时时咽之，此法治胃虚不能纳食者皆效。又黄退庵治胃阴受戕，纳食即吐者，用人乳同糯米饮缓缓服之，亦应验如神。

头痛

头痛属太阳者，自脑后上至巅顶，其痛连项；属阳明者，上连目珠，痛在额前；属少阳者，上至两角，痛在头角。以太阳经行身之后，阳明经行身之前，少阳经行身之侧。厥阴之脉会于巅顶，故头痛在巅顶。太阴、少阴二经虽不上头，然痰与气逆壅于膈，头上气不得畅而亦痛。其辨之之法，六经各有见症，如太阳项强、腰脊痛，阳明胃家实，少阳口苦、咽干、目眩之类是也。高士宗《医学真传》言头痛之症，只及太阳、少阳、厥阴，疏矣。

胁痛

胁痛当辨左右，有谓左为肝火或气，右为脾火或痰与食。丹溪则谓左属瘀血，右属痰。有谓左属肝，右为肝移邪于肺。余观程杏轩治胁痛在右而便闭，仿黄古潭治左胁痛法，用瓜蒌一枚，甘草二钱，红花五分，神效。以瓜蒌滑而润下，能治插胁之痛，甘草缓中濡燥，红花流通血脉，肝柔肺润，其效可必，是肝移邪于肺之说为的也。又观薛立斋治右胁胀痛，喜手按者，谓是肝木克脾土，而脾土不能生肺金，则为脾为肺，固一以贯之矣。

腹痛

医书言腹痛者，中脘属太阴，脐腹属少阴，小腹属厥阴。此指各经所隶而言，然不可执一而论。凡伤食，腹有燥屎者，往往当脐腹痛不可按，或欲以手擦而移动之，则痛似稍缓。凡验伤食，舌苔、舌根色黄而浊。仲景《伤寒论》有云：病人不大便五六日，绕脐痛，烦躁，发作有时。可以为证。

肝病

今人所谓心痛、胃痛、胁痛，无非肝气为患，此有虚实之分，大率实者十之二，虚者十之八。余表兄周士熙，弱冠得肝病胃痛，医用疏肝之药即止，后痛屡发，服其药即止，而病发转甚，成婚后数月，痛又大发，医仍用香附、豆蔻、枳壳等药，遂加剧而卒。盖此症初起，即宜用高鼓峰滋水清肝饮，魏玉璜一贯煎之类，稍加疏肝之味，如鳖血炒柴胡、四制香附之类，俾肾水涵濡肝木，肝气得舒，肝火渐熄而痛自平。若专用疏泄，则肝阴愈耗，病安得痊？余尝治钮枑村学博福厘之室人肝痛，脉虚，得食稍缓，用北沙参、石斛、归须、白芍、木瓜、甘草、云苓、鳖血炒柴胡、橘红，二剂痛止，后用逍遥散加参、归、石斛、木瓜，调理而愈。

赵养葵《医贯》，徐灵胎砭之是矣，然观其治木郁之法，先用逍遥散，继用六味地黄汤加柴胡、芍药以滋肾水，俾水能生木，此实开高鼓峰清水滋肝饮之法门。六味加归身、白芍、柴胡、山栀、大枣以治肝胃等证，血少者加味逍遥散加生地。再传而魏玉璜之治胁痛用一贯煎沙参、麦冬、生地、归身、枸杞、川楝子，口苦燥者加酒连，叶天士之治脘痛用石决明、阿胶、生地、枸杞子、茯苓、石斛、白粳米等以养胃汁，则又化而裁之。法益详备，学者不可忘所自来也。

魏玉璜曰：带浊之病，多由肝火炽盛，上蒸胃而乘肺，肺主气，气弱不能散布为津液，反因火性迫速而下输膀胱之州都，本从气化，又肝主疏泄，反禀其令而行，遂至淫淫不绝。使但属胃家湿热，无肝火为难，则上为痰而下为泻耳。叶天士曰：肝主疏泄，侮所不胜，故亦下利。余尝治下利，但平肝而得效。余尝遵此法治素有肝痛，病而下利，脉弦者，果获效。是则肝之主病甚多，司命者不可不察也。

何西池曰：百病皆生于郁，与凡病皆属火，及风为百病之长，三句总只一理。盖郁未有不病火者也，火未有不由郁者也。第郁而不舒，则皆肝木之病矣。此又可为肝病多之一证。

七情

《素问·阴阳应象大论》云：悲胜怒，恐胜喜，怒胜思，喜胜忧，思胜恐。此即五行生克之理也。古贤治病，若文挚之怒齐王，华元化之怒郡守，皆宗此旨。戴人、丹溪治案尤多。然亦有不拘克制之说者，如《邵氏闻见录》云：州监军病悲思，郝允告其子曰：法当得悸即愈。时通守李宋卿御史严甚，监军向所惮也。允与子请于宋卿，一造问，责其过失，监军惶怖出，疾乃已。此恐胜忧《簪云楼杂记》云：鹿邑李大谏，世为农家，获售于乡，父以喜故，失声大笑，及举进士，其笑弥甚，历十年，擢谏垣，遂成痼疾，宵旦不休。太医院某，令家人给其父曰：大谏已殁。其父恸绝几殒，如是者十日，病渐瘳。佯为邮语曰：大谏治以赵大夫，绝而复苏。其父因不悲而笑症永不作。此悲胜喜也。盖医者，意也，苟得其意，不必泥其法。所谓神而明之，存乎其人也。

不寐

韩飞霞谓黄连、肉桂能交心肾于顷刻。震泽毛慎夫茂才元勋，尝用之而奏效。某年四十余，因子女四人痧痘连绵，辛勤百日，交小暑后，忽然不寐，交睡则惊恐非常，如坠如脱，呼呼不宁，时悲时笑。毛诊之，谓由卫气行于阳，不得入于阴，乃心肾不交之症，用北沙参、生地、麦冬、当归、远志、炙草、白芍、茯神、川连二分，肉桂一分，以甘澜水长流水扬之万遍为甘澜水先煮秫米一两，去渣，将汤煎药，服之痊愈。毛居黎里镇，读书三十年，中岁行道，名著一时。

汪春圃纯粹医案亦有以黄连、肉桂治不寐症者。丁俊文每日晡后发热，微渴，心胸间怔忡如筑，至晚辄生懊侬，欲骂欲哭，昼夜不能寐，诸药不效，延至一载有余。汪诊其脉，左寸浮洪，两尺沉细，知属阴亏阳盛，仿《灵枢》秫米半夏汤，如法煎成，外用肉桂三钱，另煎待冷，黄连三钱，另煎，乘热同和入内，徐徐温服，自未至戌尽剂，是夜即得酣睡，次日巳牌方醒，随用天王补心丹，加肉桂、枸杞、鹿胶、龟胶等味制丸，调理痊愈。偶从杭城沈雨溥书坊购得《医学秘旨》一册，有治不睡方案云：余尝治一人患不睡，心肾兼补之药，遍尝不效。诊其脉，知为阴阳违和，二气不交，以半夏三钱，夏枯草三钱，浓煎服之，即得安睡，仍投补心等药而愈。盖半夏得阴而生，夏枯草得至阳而长，是阴阳配合之妙也。书系抄本，题曰西溪居士著，不知何许人，识以俟考。

不寐之症，由于思虑伤脾，繁冗劳心者，非专恃医药可治。《老老恒言》谓不寐有操纵二法：操者，如贯想头顶，默数鼻息，返观丹田之类，使心有所着，乃不纷驰，庶可获寐；纵者，任其心游思于杳渺无朕之区，亦可渐入朦胧之境。余谓二法之中，纵法尤妙。盖操则心犹矜持，未极恬愉之趣，不若纵之游行自在也。特恐稍涉妄想，即难奏效，尤当寓操于纵为佳。余师归安沈鹿坪先生焯，官台州教授时，因阅文繁劳，患怔忡不寐，有人传一法云：每夜就枕后，即收敛此心，勿萌杂念，惟游思于平素所历山水佳处，任情一往，定而能静，久而久之，心渐即于杳漠之中，则不期寐而自寐矣。如法行之获效，是其能得纵法之要者。

卷 四

吐血

吴球治一少年吐血，来如泉涌，诸药不效，虚羸病危，乃取病者吐出之血，瓦器盛之，候凝入锅，炒血黑色，以纸盛放地上，出火毒，细研为末，每服五分，麦门冬汤下二三服，其血遂止。此盖血导血归法也。余按：近人传治暴起吐血方，以丝棉蘸吐出之血，火焙存性，研末服之甚效。今观吴案，则不独初起者可用此法矣。

方书法吐血有用苦寒者，有戒用苦寒者。观顾晓澜治案，可以得其要矣。治案云：徐氏妇，吐血倾盆，数日不止，目闭神昏。面赤肢软，息粗难卧，危如累卵，脉左沉右洪，重按幸尚有根，此郁火久蒸肺胃，复缘暑热外逼，伤及阳络，致血海不止，危在顷刻，诸药皆苦寒，是以投之即呕，借用八汁饮意，冀其甘寒可以入胃清上，血止再商治法。用甘蔗汁、藕汁、芦根汁各一酒杯，白果汁二匙，白萝卜汁半酒杯，梨汁一酒杯，西瓜汁一酒杯，生冲，鲜荷叶汁三匙，七汁和匀，隔水炖热，冲入瓜汁，不住口缓缓灌之，服后夜间得寐，血止神清，惟神倦懒言，奄奄一息，脉虽稍平，右愈浮大无力，此血去过多，将有虚脱之患。《经》云：血脱者益其气。当遵用之。人参七分，秋石水拌、黄芪七分，黄芩水炙黑、归身一钱，炒黑、怀山药钱半、茯苓三钱、大麦冬钱半，去心、蒸北五味七粒，和入甘蔗汁、梨汁、藕汁，服后食进神健而瘳。门人问：血冒一证，诸方皆以苦寒折之，今以甘寒得效，何也？曰：丹溪云虚火宜补[①]。此妇孀居多年，忧思郁积，心脾久伤，复缘暑热外蒸，胃血大溢，苦寒到口即吐，其为虚火可知，故得甘寒而止。若果实热上逆，仲景曾有用大黄法，或血脱益气，东垣原有独参汤法，不能执一也。观此知实火吐血，原当用苦寒，然除实火之外，则概不宜用苦寒矣。今人吐血挟虚者多，而医者动手辄用苦寒，宜乎得愈者少也。吐血戒用苦寒，更有治案可法。吴孚先治何氏女患吐血咳嗽，食减便溏，六脉兼数，左部尤甚，医用四物汤加黄芩、知母，吴曰：归、芎辛窜，吐血在所不宜，芩、知苦寒伤脾，在所禁用。乃与米仁、玉竹、白芍、枸杞、麦冬、沙参、川断、建莲、百合，二十剂脉稍缓，五十剂而瘳。此方治阴虚咳嗽吐血最良，然必收效于数十剂后，谓非王道无近功乎？

又程氏式《医彀》，治李氏子吐血喘促，咳嗽浮肿，脚软不能行，诊脉浮涩微疾，此房劳所致也，用茯苓、白芍、苡仁、木瓜、丹皮、芡实、牛膝、贝母、百合、甘草，服十余剂，喘促稍定，浮退血止。前方加术，服二十余剂而愈。夫此病以凉止血，则浮喘必剧，以温止浮喘，则吐血必甚，总归不起，第于平淡中寓巧法，故能生耳。治吐血者知此，庶不为药所误。

方书每言童便治吐血之神，然须择强健之童而不食腥浊物者。有力者犹可购求，寠人安能？

① 虚火宜补：庞本为"实火宜补"，文义不通，今据上科本改。

93

传有一方：丹参饭锅蒸熟，泡汤代茶，日饮之，甚效。

诸血

肌衄即《内经》之血汗，古无验方，近人方案有极验者，录以备用。毛达可《便易经验集》云：一人左臂毛窍如针孔，骤溅出血，积有一面盆许，昼夜常流，面白无气，余用炒山甲片研细粉，罨之以帕，扎住即止，随服补血汤数剂而愈。后治一老农肾囊上有一针孔流血，盈至脚盆，诸药不效，自谓必死，余投以前法，立时痊愈，真神方也。顾晓澜《吴门治验录》云：余同事杨君，脑后发际忽出血不止，众皆骇然，余知其为肌衄也，令用一味黄芩，渍水涂之立愈，后竟未发。又见有胸前背心两证，亦以前法治之立效。此方余友范董书所传治鼻梁血出者，移治他处亦效。而《准绳》未见及此，可见著书之难也。

许辛木部曹之室人，自幼患鼻衄，于归后无岁不发，甚者耳目口鼻俱溢出，至淡黄色始止，凡外治内治之法，无不历试。每发必先额上发热，鼻中气亦甚热。近二十年来，每觉鼻热，辛木以喻嘉言清燥救肺汤投之，二三剂后，即觉鼻中热退不衄，或投之少迟，亦不过略见微红。盖此方最清肺胃之热，惟人参改用西洋参，或加鲜生地，势已定，则用干生地。喻氏此方自言不用一苦药，恐苦从火化也。此制方妙处，医者不可妄加也。

汗

方书皆谓自汗属阳虚，盗汗属阴虚。余按：何西池《医碥》云：伤寒始无汗，后传阳明即自汗，岂前则表实，后则表虚乎？又云：人寤则气行于阳，寐则气行于阴。若其人表阳虚者，遇寐而气行于里之时，则表更失所护而益疏，即使内火不盛，而阳气团聚于里，与其微火相触发，亦必汗出。是则自汗不第属阳虚，盗汗不第属阴虚矣。

疸

常州杨蕉隐参军振藩，能诗善画，兼谙医学，传一治黄疸病方：用活鲫鱼数枚，剪取其尾，贴脐之四围当脐勿贴，须臾黄水自脐出，鱼尾渐干，更易贴之。常有病黄疸甚剧，他人以手熨其身，手亦染黄色，用此治之，自朝至夕，贴鱼尾数次，水流尽即愈。曾目击其效。又言：有草名并蒂珊瑚，叶似桂，高不及尺，每颗冬间结子二枚，色红如南天竺子，取子煎服，亦治黄病甚效。

肿

海宁许珊林观察楯，精医理，官平度州时，幕友杜某之戚王某，山阴人，夏秋间忽患肿胀，自顶至踵，大倍常时，气喘声嘶，大小便不通，危在旦夕，因求观察诊之，令用生黄芪四两，糯米一酒钟，煎一大碗，用小匙逐渐呷服，服至盏许，气喘稍平，即于一时间服尽，移时小便大通，溺器更易三次，肿亦随消，惟脚面消不及半。自后仍服此方，黄芪自四两至一两，随服随减，佐以祛湿平胃之品，两月复元，独脚面有钱大一块不消。恐次年复发，力劝其归。届期果患前症，延绍城医士诊治，痛诋前方，以为不死乃是大幸，遂用除湿猛剂，十数服而气绝。次日将及盖棺，其妻见死者两目微动，呼集众人环视，连动数次，试用芪米汤灌救，灌至满口不能下，少顷眼忽一睁，汤俱下咽，从此便出声矣。服黄芪至数斤，并脚面之肿全消而愈。观察之弟辛木部曹楣，谓此方治验多人，先是嫂吴氏，患子死腹中，浑身肿胀，气喘身直，危在顷刻，余兄遍检名人医案，得此方遵服，便通肿消，旋即生产，因系夏日，孩尸已烂成十数块，逐渐而下，一无苦楚。后在平度有姬顾姓，患肿胀脱胎，此方数服而愈。继又治愈数人，王某更在后矣。盖黄芪实表，表虚则水聚皮里膜外而成肿胀，得黄芪以开通隧道，水被祛逐，胀自消矣。

消渴

治消渴证每用凉药，然观孙文垣治消渴，小便色清而长，其味甘，脉细数，以肾气丸加桂心、五味子、鹿角胶、益智仁，服之而愈。陆养愚治消渴，喜饮热而恶凉，大便秘，小便极多，夜尤甚，脉浮按数大而虚，沉按更无力，以八味丸加益智仁煎人参胶糊丸，服之而愈。其法本于《金匮》，由火虚不能化水，故饮一斗小便亦一斗。凡见渴而水不消，小便多者，即当合参脉证，以此法治之。

伤食

中食之证，往往状似中风，非详问病因，必难奏效。《明医杂著》有案可法，录之。一壮年人忽得暴疾如中风，口不能言，目不识人，四肢不举，急投苏合香丸不效。余偶过闻之，因询其由，曰：适方陪客，饮食后忽得此证。遂教以煎生姜淡盐汤，多饮探吐之，吐出饮食数碗，后服白芍陈皮半夏麦芽汤而愈。

湖州某绅，老而矍铄，食量兼人。暑月有馈盛馔者，快意加餐，次日蒸豚味变，不忍舍弃，复饱啖焉，遂得河鱼疾以卒。观此知高年胃强不足持，且以见圣人肉败不食，诚养生之道也。

少壮时饭后作书，未尝有滞食之病，中岁以来，遂膺斯患。丁巳年假得秘书数种，克期约还，又不敢假手于人，亲自抄录，日无暇晷，饱食后即倚案挥毫，因患腹痛，大便闭，数日不食，服保和丸及米灰等不效，投陆氏润字丸大黄一两，酒浸，晒干，蒸半熟，制半夏、前胡、山楂肉、天花粉、陈皮、白术、枳实、槟榔各钱二分五厘，每药须略炒或晒干为末，姜汁打神曲糊为丸，梧子大始愈。自是饭后不敢作书。余服润字丸时，适陈载庵来，告以所患，问宜何药，载庵曰：《三世医验》中润字丸最稳最灵。余曰：鄙意正同，已服二钱许矣。载庵曰：不妨再服一次，如其言大便遂通。伤食者，往往发热口渴，有似外感，辨之之法，以皮硝二钱，用纸纸须厚而坚包固，缚置胃脘，静卧数刻，启纸视之，皮硝若湿，便是伤食。伤之轻者，此亦可以消化。伤之重者，其湿必更甚，乃服消食药可也。

邪祟

杭州陈茂才福年，形状丰硕，气体素健。一日为其父诣市购药，忽仆于药肆门前，肆主为雇舆送归之，医救治不效，口鼻出血，未及半日遂卒，年仅三旬。按：沈从先野《暴证知要》云：凡遇尸丧，玩古庙，入无人所居之室，及造天地鬼神坛场，归来暴绝，面赤无语者，名曰鬼疰，即中祟也，进药便死，宜移患人东首，使主人北面焚香礼拜之，便行火醋熏鼻法，则可复苏，否则七窍迸血而死。闻陈生是日曾至人家吊丧，其所患岂即此耶？业医者遇此等症，慎勿猛浪投药。

袁随园子不语，谓《东医宝鉴》有法治狐，而不述其方。按：是书邪祟门中有辟邪丹，治邪祟邪疾，及山谷间九尾狐精为患，方用人参、赤茯苓、远志、鬼箭羽、石菖蒲、白术、苍术、当归各一两，桃奴五钱，雄黄、朱砂各三钱，牛黄、麝香各一钱为末，酒糊丸，如龙眼大，金箔为衣，每一丸，临卧以木香汤化下，诸邪不敢近体。更以绛囊盛五七丸，悬床帐中尤妙。随园所云，殆即此欤？此方程杏轩《医述》采载，无牛黄，有甘草，赤茯苓改用茯神。

疠

疠即大风，又作癞。《论语》：伯牛有疾。注：先儒以为癞也。毛西河《四书賸言》云：包注，牛有恶疾。按：古以恶疾为癞。《礼》：妇人有恶疾去，以其癞也。故《韩诗》解苤苡之诗，谓蔡人之妻伤夫恶疾，虽遇癞而不忍绝。而刘孝标作"辨命论"，遂谓歌其苤苡，正指是也。又《淮南子》曰：伯牛癞。又苤苡草可疗癞也。见《列子注》。余按：苤苡即车前，《本草》不著其治疠功用。明·沈之问《解围元薮》一书，专治疠风，方药甚多，而用车前者绝少。其所常用之药，乃大风子、苍耳子、蓖麻子、豨莶草、苦参、花蛇等是也。鲍云韶《验方新编》载治麻风白花蛇丸方云：丹阳荆上舍得麻风疾，一僧疗之而愈，以数百金求方，不肯传，馆宾袁某窥藏纳衣领中，因醉窃录焉，用者多效。此与萧翼赚兰亭相似，皆以酒为饵者也。方用白花蛇一条、乌梢蛇一条，并去头尾生用、防风、蝉蜕草鞋打碎，去泥土、生地、川芎、苦参、枸杞、槐花、银花以上各二两，白蒺藜、全蝎醋浸一日，去盐味、北细辛、蔓荆子、威灵仙、何首乌、胡麻仁炒香、金毛狗脊、川牛膝、乌药、天花粉、川连、黄芩、栀子、黄柏、连翘、牛蒡子以上各一两，炒、漏芦半斤，去节，洗净，四两、荆芥穗一两五钱。上头面者，加白芷一两；肌肤溃烂者，加大皂角一两。共研末，米糊为丸，桐子大，每服五六十丸，茶送下，午后、临卧各一服。一僧加风藤一两。

越郡有患疠风者，因至外祖家食鸡而得，其外祖乃患此症者也，后其人死，所畜之鸡，肥大异常，邻人购食之，亦患此症而死。盖鸡食疠风者之痰，能染人也。谚曰：宁娶疯子妻，不食疯子鸡。良有以也。

耳

乾隆时，杭州金氏以耳科致富，止恃一秘方，今其家已式微，有人传得其方，用之甚效。取大蚌壳全个，中装人粪、千年石灰、野猪脚爪乌蜡店中有之，以铁丝匦紧蚌壳，外用泥涂，炭火煅至青烟起，置地上去火性，研细末，入瓷瓶秘藏。凡患耳中烂，及耳聤流水等症，以此渗之立愈。此方天台余以庠传序所述，云不独可治耳疾，凡外症溃烂者，皆可用之。曾有人治裙边疮年久者亦效。

凡人于剃发之后，必取耳以快意，此由少时习惯，遂成自然，往往有取之过深，伤而出血者。《素圃医案》郑在辛著一则，尤堪警目，录之。贡武弁年二十余，取耳时为同辈所戏，铜挖刺通耳底，流血不止，延外科治之，初不以为楚，旬日间忽头痛，又延内科治之，益甚，迎余往治，则头痛如破，体僵，面赤，烦躁，脉弦紧，口流脓血，检所服药，皆石膏、栀子、芩、连等味，病人自言脓血不自喉出，余曰：此脑中脓血，流入鼻内，渗于口中，的系破伤风矣。项强已属不治，幸未再见①厥冷，用小续命汤，重加桂枝、附子、干姜，去黄芩，一剂微汗，头痛减半，再剂颈柔，十数剂后，耳内结疤，脑涎亦不流，但其耳竟无闻矣。

目

目中起星，宜初起即治。《石室秘录》方最妙，白蒺藜三钱，水煎洗，日四五次，余二次皆用此获效。又一次以新橘子皮塞鼻中，不半日即退。又旧传一方，用山慈菇、人乳磨汁，入冰片末少许，点之，并治翳障甚效。

人有患肝病者，重用柴胡，服之肝病愈而目瞀，以其竭肝阴也。大抵温散之品皆损目，友人某嗜饮烧酒，后竟失明，至如韭、蒜、椒、芥等耗目光，并宜远之。

一人患头风痛，两目失明，遍求医治无效。偶过茶肆小憩，有乡人教以用十字路口及乡村屋旁野苋菜煎汤，入沙壶中乘热熏之，日行数次，如是半月复明。许辛木说：明目之方，可久服者，枸菊丸第一专用二味，勿入六味丸内，黑小豆次之。《寿亲养老新书》云：李小愚取黑豆紧小而圆者，侵晨以井花水吞二七粒，谓之五脏谷，到老视听不衰。近人相传服法：晨用生小黑豆四十九粒，以滚水送下，久服勿间，则眼到老常明。余

---

① 再见：庞本为"柔汗"，文义不通，今据上科本改之。

二十九岁患风火赤眼，愈后阅文攻苦，用目过早，遂至昏涩羞明，不能作字，又为眼科以赤药点之，转益增剧，于是谢去生徒，闭门静养。专服小黑豆，又每晨用明矾末擦齿，后以洗面水漱口，即将其水洗目，洗后闭目片时，俟其自干，如是半年，目乃复初。因服小黑豆勿辍，凡二十余年，迄今目光如旧，灯下可作细字，未始非此方之力。凡人至中年而目昏花，即当服此。或因其性凉，不宜于寒体，则服枸菊丸可也。丁巳秋见歙县吴端甫《攒花易简良方》载服黑料豆法，并述功效，附录于此。云：每一岁生吃一粒，自小服起，每年视岁数加减，永无眼患。余于壬子年入会闱，年仅四十二，而上灯后几不见卷格，南旋即得此方，无间服之，今历五稔，目力倍于幼时，真奇方也。

明·周定王橚《普济方》四百二十六卷，为方六万一千七百三十九首，余在杭州时欲借抄是书，需钱百余万，因而不果。咸丰九年，从坊友邱春生钺觅得刊本眼科书一册，即《普济方》之第三十一卷，计一百页，凡分类十有三，曰内外障眼，曰内障眼，曰外障眼，曰将变内障眼，曰内障眼针后用药，曰目生肤翳，曰目生丁翳，曰目生花翳，曰卒生翳膜，曰远年障翳，曰目昏暗，曰目见黑花飞蝇，曰目晕，类各有论，共五百八十八方，其内外障眼类中有去翳生血止痛方出《家藏经验方》，用蛴螬汁滴目中，及饴炙食之，下引陈氏经验方云：《晋书》盛彦母氏失明，躬自侍养，母食必自哺之，母即病久，至于婢使，数见捶挞，婢忿恨，伺彦暂行，取蛴螬炙饴之，母食以为美，然疑是异物，密藏以示彦，彦见之，抱母恸哭，绝而复苏，母目豁然，从此遂愈。孟子曰：陈仲子岂不诚廉士哉？居于陵三日不食，耳无闻，目无见也，井上有李，螬食实者过半矣，匍匐往将食之，三咽然后耳有闻，目有见。《本草》云：

蛴螬汁滴目中去翳障。余在曲江有将官以瞽离军，因阅《晋书》见此，参以孟子之言，证以《本草》之说，呼其子俾羞事而供，勿令父知，旬日后目明，趋庭伸谢，因录以济众。按：此方他书罕见，特载于此，俾患障失明者采用焉。

钮兰畹说湖城某妪，年四十余，目昏不能拈针黹，得一方，七月七日采旱莲草捣汁，入食盐拌匀，日晒夜露，每日早起洗沐，以汁少许点目中，初微痛，后乃如常，目光遂渐明，嗣后至七十余岁，犹能于灯下缝纫。

喉

门人歙县吴子嘉茂才鸿勋，传治喉症方，名咽喉急症异功散，云得自苏州，灵验异常，历试不爽。用斑蝥去翅足，糯米炒黄，去米，四钱、血竭六分、没药六分、乳香六分、全蝎六分、元参六分、真麝香三分，共为细末，收藏瓷瓶封口，切勿走气，不论烂喉风、喉闭、双单喉蛾，用寻常膏药一张，取此散如黄豆大，贴项间，患左贴左，患右贴右，患中贴中，贴三四时即起泡，用银针挑破即愈，凡阴证起泡更速。此方亦见《疫痧草》。

《金匮翼》烂喉痧方，最为神妙。药用西牛黄五厘、冰片三厘、象牙屑三分，焙、人指甲五厘，男病用女，女病用男、珍珠三分、青黛六分，去灰脚净、壁钱三十个，焙，即蟢子窠，土壁砖上者可用，木板上者不可用，共为极细末，吹患处。凡属外淫喉患，无不应手而瘳，不特烂喉痧奉为神丹也。惟药品修制不易，猝难即得，有力者宜预制备用。如一时不及修合，别有简便之法：用壁钱五六个，瓦焙为末，加人指甲末五厘、西牛黄三厘，亦效。又治喉蛾方，断灯草数茎缠指甲，就火熏灼，俟黄燥，将二物研细，更用火逼壁虱即臭虫十个，共捣为末，置银管，向患处吹之，神效。见黄霁青太守安涛贤已编。

舌

临症视舌，最为可凭，然亦未可执一。《正义》云：凡见黑舌，问其曾食酸甜咸物，则能染成黑色，非因病而生也。然染成之黑，必润而不燥，刮之即退为异。又惟虚寒舌润能染，若实热舌苔干燥，何能染及耶？凡临症欲视病人舌苔燥润，禁饮汤水，饮后则难辨矣。《重庆堂随笔》云：淡舌白苔，亦有热症；黄厚满苔，亦有寒症；舌绛无津，亦有痰症。当以脉症便溺参勘。又白苔食橄榄即黑凡酸物皆然，食枇杷即黄。又如灯下看黄苔，每成白色，然则舌虽可凭，而亦未尽可凭，非细心审察，亦难免于误治矣。

黑舌苔有寒热之分，辨别不精，死生立判。汪苓友谓舌苔虽黑，必冷滑无芒刺，斯为阴证无疑，诚扼要之言也。舒驰远《伤寒集注》谓黑苔干刺为二证，一为阳明热结，阴津立亡，法主大黄、芒硝，急夺其阳，以救其阴，阴回则津回。一为少阴中寒，真阳霾没，不能熏腾津液，以致干燥起刺，法主附子、炮姜，急驱其阴，以回其阳，阳回则津回。据此则黑苔冷滑者，必无阳证；而黑苔干刺者，有阳证，复有阴证矣。临症者可不慎欤？

舌现人字纹，多因误投寒药所致，杨乘六治沈姓感症危甚，舌黑而枯，满舌遍裂人字纹，曰：脉不必诊也。此肾气凑心，八味证也，误用芩连，无救矣。逾日果殁。

程杏轩治农人患伤寒数日，寒热交作，自汗如雨，脉虚神倦，舌苔白滑，分开两歧，宛如刀划，询知误服凉药，与六味回阳饮，服之有效。继进左右二归饮数剂，舌苔渐退而安。又《伤寒金镜录》有裂纹如人字形者，因君火燔灼，热毒炎上而发裂，宜用凉膈散，此则舌见红色，又当细辨脉症，分别治之。

缪氏子年十六，舌上重生小舌，肿不能食，医以刀割之，敷以药，阅时又生，屡治不痊，精力日惫，向余求药，检方书，用蛇蜕烧灰研末敷之不用刀割，立愈，后不复发。

齿

秀水新塍镇屠氏，人多耆寿，牙齿至老坚固不坏，有家传秘诀。自幼大小便时，咬定牙齿，不令泄气法本张景岳，即有人询问，亦不答应，历久勿间，故牙齿从无坠落之患。余友郑拙言学博凤镳说，江湖上女医有捉牙虫者，以箸尖向患处旋绕，投水碗中，似有虫者无数，云虫去齿痛当愈，顾往往不甚验。比阅程学博瑶田《通艺录》所载亡室徐孺人行略，始知其术皆伪，行略云：濠濠间妇人能为龋齿医，行而卖其艺，治一人，齿能出虫多者以百数。孺人曰：吾生长和州，知之久矣，齿即生虫，他医莫能出，若乃能应手出乎，盖蓼花虫也。

余久患齿痛，每勤劳火动，及食甜物即发。丙午年周介梅表弟士烺传一方云：每日晨起，以冷水漱口三次，不可间断，永无齿痛。介梅向患齿痛甚剧，行此得痊。余如法行之，齿痛遂不发。治齿痛神方。用青鱼胆风干，生明矾研末擦之，立止。又可治喉风，以上二味，加入指甲末、灯心灰，吹之最妙。

腿

表兄周乙藜学博士照，于道光壬寅年患腿热，而按之不热，行步无力，不痛不肿，延医诊治，谓是湿热，重用防己，服之忽心悸不寐，别招医治，谓是阴虚，用熟地等药，心悸仍然，腿患益甚，腿肉日削，食少神惫，势就危殆。时乙藜家质库中友朱光甫能医，乃令治之，曰：此痿病也。诚然是湿热，诚然是阴虚，然专治一端则误矣。投以清燥汤，病日减，继用虎潜丸法，出入增损，至三百剂始复原。乙藜因是潜玩医书，深究脉学，为人治病屡奏效。

方书言风胜则引，湿胜则肿，寒胜则痛，此亦未可泥也。道光己丑年，先君子芎畇公时年四十有九。患两腿热痛，不能行步，医家用蠲痹汤、巴戟天汤不效，反加剧，且肿，色青紫，又以为阴亏，用虎潜丸，痛益甚，饮食少进。乃至震泽，就吴雪香先生诊之先生震泽县庠生，中岁悬壶，审症精细，求治者盈门。切脉濡数，患处肿痛，询知酒户素大，谓是湿热致患，用苡仁、海桐皮、防己、蚕沙、川萆薢、秦艽、桑枝、牛膝、木通等药，日有起色，不一月全愈。余按：痛而热，则不当用温药。蠲痹汤等所以不效也。此犹理之显著者，而知之者鲜焉。甚矣！医道之难明也。

热病愈后，往往归之于足，发热肿痛，不治则痛甚而死，或至残废，如截足风之类。

咸丰戊午春，余母周太孺人，偶发寒热，忽患此症，时余在杭州，内人周婉霞在家侍奉，检医书得一方，用广胶一两，入糟、醋、姜、葱汁，四味烊化成膏，摊纸或布上，贴患处，痛立止。糟入醋中，将糟凿碎调匀，滤出汁，去糟渣，勿用姜汁，不必多，只用少许，葱汁较姜汁多一半，糟醋汁须三四倍于葱汁。

庚申冬初，姬人李氏患伏暑，愈后两足肿而不红，其痛尤剧，服去湿清热药不效，用此方治之，痛亦立止，真神方也。因忆道光年间，邻人陈氏妇曾患此症，诸医莫能疗治，后以足浸冷水中，号呼痛绝而殒。惜当时未得此方拯之，特详志于此，愿有志者广传焉。

杂病

余戚苕城沈妪，年七十四，忽头上右偏发中生一角，初起微痛，其后每觉痛则角稍大，阅三年，状如小指，角根之肉微肿，角坚如石，色微黄，角尖有三凹，纹色微黑如犀角，今已七十六岁咸丰八年记。按：丹溪治郑经历嗜酒与煎煿，年五十余，额丝竹空穴涌出一角，长短大小如鸡距，稍坚。丹溪谓宜断厚味，先解食毒，针灸以开泄壅滞，未易治也。郑惮烦，召他医，以大黄、朴硝、脑子等冷药罨之，一夕豁开如酱蚶，径三寸，一二日后，血自蚶中溅出，高数尺而死。此冷药外逼，热郁不得发，宜其发之暴如此。今沈妪食贫茹苦，从不饮酒啖肉，其非食毒可知，不审何气使然，书之以俟识者。又按：《南史》孙谦末年头生二肉角，各长一寸，此则有肉无骨，其形较异。又按：赵云松观察《檐曝杂记》云：梁武帝时钟离人顾思远年一百十二岁，萧俣见其头有肉角长寸许（见传）。后余亦见二人，一江兰皋，阳湖人，一徐姓，嘉兴人，头上皆有肉角，高寸许，年亦皆九十余，盖寿相也，然二人皆贫苦，皆无子，则亦非吉征。此亦可以相证，附录之。

病有可预测其兆者。如手指麻木，知将患中风。一年前时时口干，手脚心热，或作渴，思饮茶并水，或食已即饥，知将患发背。三年内眉眶骨痛，知将患大风疾。此有外症可凭者也。至于察神色，审脉象，而能先识其疴，则非神乎技者不能矣。

《医碥》谓真心痛咬牙噤口，舌青面黑，汗出不休，手足寒过节，真头痛全脑连齿皆痛，手足寒至节皆旦发夕死，不忍坐视。真心痛用猪肝煎汤，入麻黄、肉桂、干姜、附子服之，以散其寒，或可死中求生。真头痛急与黑锡丹，灸百会穴，猛进参、沉、乌、附，或可生。

本生祖秋畦公捐馆舍时年七十有八，猝发心痛不可忍，半日即长逝，其时延医诊视，只进治心痛通套药，使准此法以治，庶几稍可救药乎？

消渴、水肿、下疳、咳嗽、吐血等症，皆以戒盐为第一要义。若不能食淡，方药虽良，终难获效。

病有见于此而应于彼者，约略举之。如青腿牙疳之症，牙病而必见于腿上，咳不止，脉无神气，粪门生瘘，此阳极而下，不治之症。疒腮之症亦名肿腮，初起恶寒发热，脉浮数，耳前后肿痛，隐隐有红色，肿痛将退，睾丸忽胀。亦有误用发散药，体虚者，不任大表，邪因内陷，传入厥阴脉络，睾丸肿痛，而耳后全消者。盖耳后乃少阳胆经部位，肝胆相为表里，少阳感受风热，邪移于肝经也。若作疝症治之，益误矣。此症惟汪蕴谷文绮《会心录》详言之，并立方云：肿腮体实者，甘桔汤加牛蒡、丹皮、当归之属，一二剂可消；体虚者，甘桔汤加何首乌、玉竹、丹皮、当归之属，二三剂亦愈。如遗毒为害，必须救阴以回津液，补元以生真气，俾邪热之毒，从肿处尽发，方用救阴保元汤黑豆三钱，熟地二钱，麦冬钱半，丹皮、山药、南沙参、炙黄芪各一钱，炙甘草八分，水煎服。又虏疮之症，亦有先喉痛者。陈载庵之子所患，用《吴医会讲》中之法治之是也。见今人门。

妇科

《坤元是保》，宋·薛仲昂轩所著。历代女科书皆未之采，书中不乏精要之论，易简之方，询为女科秘笈。咸丰丁巳，吴晓钲以重值购自吴门，借余录之，摘录数条于此。

妇人有疾，两乳不嫌其大，月水不嫌其多，乃生机也。治呕血及诸衄下血等候，用猪腰子一具，童便二盏，陈三白酒一盏，贮新瓶内，密封泥口，日晚以慢火煨熟，至初更止，夜分后，更以火温之，发瓶毕食，即病笃者，止一月效。平日瘦怯者，并宜服之。男女皆效，真以血养血之良方也。

医书云：先期为血热，后期为血寒，然有或前或后者，将忽寒忽热乎？大抵气者血之母，气乱则经期亦乱，故调经以理气为先。

孕六七月，因争筑著子死腹中，恶露直下，痛不能胜而欲绝者，佛手散主之当归三钱，川芎五钱，益母五钱，水酒各半碗煎服，停一二时再进一服。若胎不损，则痛止而子母俱安，既损则胎下而母全矣。

谓胎不动而冷如冰，即非好胎。若以不动言之，好胎亦是伏而不动者，何可遂断其死胎也？宜服顺气活血药。产后忌饮酒，但服童便可也。童便为临产仙药，晕眩败血中心，及血崩诸症，仓卒不及备药，惟儿初下地时，即与童便一盏，庶免诸症之患。一月之内，日服一盏，百病不生，他药皆不及此。

产后百病，三者最危：呕吐、盗汗、泄泻是也。三者并见，其命必危。数症并作，治其所急，见二凶多，一症轻者无害。产后阴血虚耗，阳浮散其外而靡所依，故多发热，治法用四物汤补阴，姜通神明，炮干姜能收浮散之阳，使合于阴，故兼用之。然产后脾胃虚损，有伤饮食而发热者，误作血虚，则反伤矣。故必先问曾食何物，有无伤损。有恶血未净者，必腹痛而发热，有感冒外邪者，必头痛而发热，若发热而饮食自调，绝无他症者，乃血虚也，可以补血。若胸膈饱闷，嗳气恶食，泄泻等症，只随症治之。要知腹满而不痛者，断非恶血也，莫误。

产后用益母草，剉一大剂三两，浓煎去渣，加芎、归末各二钱，陈酒、童便各一盏，服之至再，则腹痛血晕之患免，且大有补益，真治产之司总也。此方又名夺命丹，为产后圣药。

产后喜咸爱酸而致咳嗽者，必致痼疾，终身须自慎之。家传秘方有六，简易而神妙特奇，世世宝之。种子丸五月五日拔益母草，带根，阴干，为末，炼蜜为丸，如弹子大，每朝二丸，百日必效、固胎丸条芩、白术为末，每服三钱，砂仁汤下，连服数朝而胎可永安、保安丸五月五日取益母草，去根，晒干，为末，炼蜜为丸，如弹子大，孕八九月每朝一丸，砂仁汤下，服二三十朝必无倒产之逆，催生丹益母草四两，焦白芷、炒滑石、百草霜各二两，临产服四钱，芎归汤送下，益母丹即产用山楂末三钱，浓煎益母草汤、陈酒和童便调下，第一日三服，第二日二服，第三日一服，第四、第五日山楂末减半，第六、第七日去山楂末，只服三味，第八日并三味一服[1]，而百疾不生矣，历验，坤元是保丹孕妇病则胎亦病，而坠胎多两亡，此方能却胎病使两无恙。青黛五钱，伏龙肝二两，二味研末，用井泥调匀，涂脐上当孕处二寸许，干则再涂。此丹只可施于伤寒极热之症，不可概施者也，切记切记！慎之慎

---

[1]　一服：庞本作"不服"，文义不通，今据上科本改。

之!。余家有佣妇叶姓，阴户坠下一物，如初生孩儿头，卧则入腹，立则坠于外，行动不便，深以为苦，自云产后操作过早，屡至河埠踞而洗衣，致有此患，坠下后产一男，仍不能收，俗名鱼袋，不知是否即子宫也。此症初起，若依丹溪法，当或可疗，久则不能治矣。

丹溪治产妇阴户一物如帕垂下，俗名产颓，宜大补气以升提之，以参、芪、术各一钱，升麻五分，后用归、芍、甘草、陈皮调之。又治产妇阴户下一物如合钵状，此子宫也，气血弱，故随子而下，用升麻、当归、芍、芪，大剂服二次，后以五倍子作汤洗濯，皱其皮，觉一响而收入。

胎产

妇人经止三月，以川芎末二钱，煎艾水调服，腹内觉微动是孕，不动者非也。此法妇科诸书皆载之，然未可轻试。余内人素患肝气，己丑岁怀孕三月，服川芎末少许，即动甚不安，是知成方不当泥也。又方书佛手散，用当归、川芎各五钱，水酒煎，治胎动。杭州儒医严兼三茂才燮，谓此方暂服则安，常服之则屡生而不育，亲验，故知之。

秀水新塍镇陈氏女科，治胎前诸症，戒用川芎，以其能升，易动胎气也。又言桂圆产后不可轻服，味甘易令人呕，恐瘀血因之而升也。余因思张景岳治胞衣不下，用本妇头发搅入喉中，使作呕，则气升血散，胞软自落。此法虽妙，然或因作呕而瘀血上升，转益为害矣。

萧慎斋《女科经纶》谓妊娠十月而生，其常也。其有逾期者，若唐尧之与汉昭是也，若云二年四年，则怪诞不经矣。

余按:《元史》黄潜传孕二十四月而生,此必非虚饰者。又仁和王学权《重庆堂随笔》载王大昌语云:老医辅沛霖治周缝人妻,经阻腹胀而硬,服药不效,至两年余,忽举一子,而胀病如失,其子甚短小,名曰关保,余常见之云云。然则胎孕阅数年之久,亦事之所或有,未可概以为不经也。

蔡松汀难产方:用黄芪、熟地各一两,归身、枸杞子、党参、龟板醋炙各四钱,茯苓三钱,白芍、川芎各一钱,无论胞衣已破未破,连服四五贴,但用头汁,取其力厚也。此方意主补助气血,以为服之者万无一失。冯楚瞻催生保产万全汤,则用人参三钱至五钱、归身三钱、牛膝梢二钱、川芎、干姜炒焦,各一钱、肉桂六分、桃仁十三粒、酒炒红花三分,补而兼通,谓不惟催生神效,产后更无瘀血凝滞百病。主蔡说者,訾冯方温热;主冯说者,议蔡方补滞。窃谓冯方惟秉质虚寒者宜之,否则必有遗患,当以蔡方为优。孕妇服药,凡寻常所用,如牡丹皮、赤芍、牛膝、薏苡仁、贝母、半夏、南星、通草、车前子、泽泻、滑石、槐角、麦芽、神曲、伏龙肝、归尾凡用归身当去尾、鳖甲、龟板等皆忌之,大抵行血利气,通络渗湿之品,均在禁例。故王孟英谓胎前无湿,虽茯苓亦须避之,火酒、椒、蒜皆不可食,以其助火铄阴也。固胎之物,南瓜蒂煎汤服最良,胜于诸药。黄牛鼻煅灰同煎尤妙。

《泊宅编》云:一妇人暴渴,惟饮五味汁,名医耿隅诊其脉曰:此血欲凝,非疾也。已而果孕。以古方有血欲凝而渴饮五①味之症,不可不知也。按:此说产科书罕见,录之以备诊家之一助。

---

① 五:庞本脱,今据上科本补之。

江都葛晴峰自申《医易·脉部》谓孕脉以阳入阴中，脉当短促。罗养斋以为发千古所未发，惜其书不传。

　　补胂散，治产后交肠病，因胂肠有损，积秽凝塞，故大小便易位而出也。补胂散甚效，方用生黄绢丝一尺剪碎，白牡丹皮、白及各钱半，水一碗，同煮如饴，木槌研烂，空腹时顿服，服时不得作声，作声则不效。陈梦琴燮通其法，用生黄丝绢、白及、黄蜡、明矾、琥珀，水捶为丸，猪胂一个①，煮汤饮之，尤精密可法。

　　辨妊娠，古人以形病脉不病为凭，沈金鳌更以嗜酸别之，何西池又以胎至五月，则乳头乳根必黑，乳房亦升发为据。辨胎男女，古人以脉左大为男，右大为女，张路玉独谓寸口滑实为男，尺中滑实为女，两寸俱滑实为双男，两尺俱滑实为双女，右尺左寸俱滑实为一男一女，此皆扼要之诀也。

　　阳湖史生家俊，言其同乡名医周八先生诊一孕妇，左乳胀痛，谓左乳胀为男，右乳胀为女，后果生男。余按：《千金方》云：左乳房有核是男，右乳房有核是女。又《坤元是保》以乳核先生验左男右女，殆即此义欤。

　　子死腹中，古法用下。验之之法，腹闷胸坠兼冷，略无动意，口中秽气②，面如土色，舌色青黑是也。治法服回生丹三丸立下，产母无恙。如一时无此药，以平胃散一两，生用，经火炒不应，酒水各半钟，煎好，入朴硝五钱，再煎温服，即化水而下。薛立斋云：胎死服朴硝，下秽水，肢体倦怠，气息奄奄，急用四君子为主，佐以四物，加姜、桂调之。萧慎斋云：胎死必先验舌青、腹冷、口秽的确，方可用下，亦必先固妊娠本元，补

----

① 个：庞本脱，今据上科本补之。
② 气：庞本脱，今据上科本补之。

气养血，而后下之，若偶有不安，未能详审，遽用峻厉攻伐，难免不测之祸。《保产要录》云：即不服药，人不慌忙逼迫，亦迟迟生下，而不伤母。盖人腹中极热，惟不忙迫，产母安心饮食，腹内热气熏蒸，胎自柔软腐死，或一二日，或三四日，自然生下，但所出秽气，令人难闻，是可知死胎用下，乃不得已之治法。若产母病后及真元虚者，尤当审慎。程道承式《医彀》，治产妇气血弱而胎死腹中者其症腹胀作痛，一日不下，其脉两尺沉伏，微动无神，熬益母膏，以川芎、当归、肉桂^①、葵子煎汤，调服二三盏，胎即下，其治最善。吴鞠通治一妇死胎不下二日，诊其脉洪大而芤，问其症大汗不止，精神恍惚欲脱，曰：此心气太虚，不能固胎，不问胎死与否，先固心气。用救逆汤地黄、麦冬、白芍、阿胶、炙草、龙骨、牡蛎加人参，煮三杯，服一杯而汗敛，服二杯而神清气宁，三杯未服，而死胎下矣。下后补肝肾之阴，以配心阳之用而愈。此又可为治死胎者开一法门也。

《产宝》云：妊妇腹中脐带上疙瘩，儿含口中，因妊妇登高举臂，脱出儿口，以此作声，令妊妇曲腰就地如拾物状，仍入儿口中即止。王清任^②驳之曰：初结胎无口时，又以何物吮血养生？然余观程氏光治腹中儿啼，倾豆于地，令妇低头拾之即止。又万密斋治法，令妇作男子拜即止，则知口含之说，近似有理，且惟有口始可含，何得以无口时相比较？况所谓含者，乃在氤氲一气之中，非必真吮血以养生也。王说似拘。

秀水计寿桥学博楠，博雅工诗，深谙医理，尤精妇科，自言诊胎产证二十余年，凡大险大危者，十中挽回七八，皆以用

---

① 肉桂：庞本为"中桂"，今据上科本改之。

② 任：庞本为"臣"，今据上科本改之。

补得宜，不随流俗以治标逐瘀为先务也。所著《客尘医话》三卷，妇科居其大半，论堕胎难产最中肯綮，录之。治堕胎往往用补涩，治难产往往用攻下，皆非正法。盖半产由于虚滑者半，由于内热者半，得胎之后，冲任之血为胎所吸，无余血下行，血不足，胎必枯槁而坠，其本由于内热火盛，阳旺而阴亏，血益少矣，治宜养血为先，清热次之。若泥于腻补，反生壅滞之害。至于产育，乃天地生生化育之理，本无危险，皆人之自作也。用力太早，则胎先坠下，舒转不及，胞浆先破，胎已枯涩，遂有横生倒产之虞。其治亦不外乎养血为主，血生则胎自出。若误用攻下之药，则胎虽已产，冲任大伤，气冒血崩，危在呼吸矣。慎之！慎之！

齐氏翀《三晋见闻录》云：山西产妇既产，便饿不食物，惟以小米粥极薄，日饮数回，以一月为率。若旬日之内，或食米面，或食鸡豚，则不可治。安邑则旬日之内并不可睡。

按：产后因食伤致病而殒命者甚多，饮粥之法最妙，但不可使之饿，要在一饿即饮，饮不可多而已。至于旬日不睡，未免为期太多，神气疲惫。吾乡每令倚睡高枕，傍以人守之，寐稍久即呼之觉，阅四五日始任其睡，此法较善。

乳

《劝行医说》又有论乳吹一条，语亦详尽，并录于此。凡妇人乳吹初起，切勿先延医治。每见医家治乳，用黄色敷药调菊花叶涂之，内服皂角甲末等味，速其成脓，待至红未熟，即用铍针开入寸许，复以手硬出毒，其痛每至昏晕，而血多脓少，既难内消，复使其痛苦多时，不能收口，日久成漏，腐烂缠绵①，致病者求生不能，求死不得，而待哺之儿，亦将失乳毙命，罪恶之重，擢发难数。在医者本意，只求多次相延，博取财物，或冀症久求愈，重索药资而已，亦知地狱中早虚左以待乎？故乳吹、乳痈等症，初起只须内服逍遥散，及六神丸、莲房灰末，福橘酒送，外煎紫苏、橘核、丝瓜络、川楝子、当归、红花、川乌、香附、官桂等水，用手巾两方，绞热替换暖乳，轻者乳散乳通，如再不通，须病人忍痛，命一大婴孩重吮下积乳，随即吐去，吮三五次无不爽利，无庸延医诊视。至于乳疽、乳岩、乳癣，症情不一，治法各殊，是在名家息心体认，以煎剂为主，尤非疡科所能奏功矣。

---

① 缠绵：庞本为"缠囊"，文义不通，今据上科本改之。

卷 五

幼科

小儿解颅者，因肾气虚弱，脑髓不实，不能收敛，而颅为之大也，宜急服地黄丸补之。万密斋《幼科发挥》云：一儿头缝四破，皮光而急，两眼甚小。万曰：脑者，髓之海也。肾主骨髓，中有伏火，故髓热而头破，额颅大而眼楞小也，宜服地黄丸。其父母不信，至十四岁而死。余族一侄孙，幼时解颅，头大而面甚小，至十六岁竟死。余按：龟板治小儿囟不合，加入地黄中煎服，似尤应验。

治小儿惊风，砂雪丸，用朱砂、轻粉各一钱，僵蚕十个，蝎三个，以青蒿节中虫捣和为丸，研细，人乳调服，相传其方甚神。余按：轻粉辛燥有毒，治之不得其法，则毒气窜入经络，变成他疾，为害非浅。不若用青蒿虫末和灯草灰，调入人乳服之，或饲小儿，睡时以铜管吹青蒿虫末和灯草灰入其口中，法尤简妙，屡屡获效，不可忽视。

喻嘉言《温证朗照》云：凡小儿发热呕吐者，倘未布痘，即须审谛，不可误用温胃之药。里中一宋侯，高年一子，恣啖不禁，每服香砂平胃散极效，一夕痘发作呕，误服前药，满头红筋错出，斑点密攒筋露，所谓瓜藤斑也。上饶相公一侄，髫龄选贡，赴宴返寓，痘发作呕，乃父投以藿香正气丸，一夕，舌上生三黑疔，如尖栗形，舌下生四黄疔，如牛奶形。盖痘邪正出，阻截其路，凶变若此，当以为戒。余按：小儿患病，挟热者多，温燥之药，皆宜慎用，不特痘症宜防也。忆在杭州时，有府胥张某子十岁，夏月触暑，发热恶寒不食，医投以藿香正气丸，遂至热盛神昏，唇舌焦干，口鼻出血而殂。聂久可《活幼心法》云：小儿多吐之后，胃气大虚，气不归元，阳浮于外，反有面赤头热，身热作渴，而似热症者，俗医误认为热，投以凉药，杀人如反掌，故治吐泻而药不中病者，与其失之寒凉，宁失之温补。失之温补，犹可救疗，失之寒凉，其祸甚速，不及救也。余按：此说与前条喻氏所论绝相反，参观焉而各有至理，惟在审症之的而已。盖凡症之初起，发热作渴而吐者，挟热居多，吐后复发热作渴者，往往有属虚寒者矣。司命者其慎之！

吾邑孔雅六学博宪采，长女初生，啼哭一声后竟默不作声，查方书，捉猫一只，以袄包之，持向女耳边隔袄咬猫耳，猫大噪一声，女即应声而啼，后遂无他，今已出嫁生子矣。此即古之所谓禁方，其理莫能测也。《医学入门》云：初生月内多啼者，凡胎热、胎毒、胎惊，皆从此而散，且无奇症。沈芊绿甚韪其说，因谓儿啼只宜轻手扶抱，任其自哭自止，切不可勉强按住，或令吮乳止之，若无他病，不必服药。余谓是固然矣，然有因他故而啼者。杭州乐怀谷女方襁褓，忽啼不止，拍之则愈啼，解衣视背，见绣针微露其绪，而针已全没，医治之杂以药敷，肉溃而针终不出，延至百余日。卖酒家传一方，以银杏仁去衣、心，杵烂，菜油浸良久，取油滴疮孔中，移时针透疮口，而针则已弯，盖强拍入之也。又曾世荣于船中治王千户子，头疼额赤，诸治不效，动即大哭，细审知为船蓬小篾刺入囟上皮肉，镊去即愈。然则小儿啼哭，苟有异于寻常，即当细心审察，固不必一概投药，亦不得任其自啼自止也。

痘

《翼驹稗编》云：海州刘永有一子，年五岁，出痘遍体，疙瘩大如瓯，凡三四十医皆不识，有老妪年七十余，见之曰：此包痘也。吾所见并此而二，决无他虞。六七日疙瘩悉破，内如榴子，层层灌浆皆满，真从来未睹者。痘书充栋，亦无人道及，可见医理渊深，即痘疹一门，已难测识矣。余按：此可以补诸痘书之阙录云。

阜平赵功甫长于治痘，痘始萌，一望已知其结局，自云一生疗痘，无药不用，而从未有用附子者。今按：曾世荣治侯自牧子痘盛，夏用附子；费养恒治冯宪副孙痘，亦用附子，皆采入《续名医类案》。然则治痘，非无用附子之症，特不恒有耳。

崔默庵论痘症曰：今人治痘，率用升麻葛根汤，使毒气尽升头面，后多难治，戒升麻勿用，多用葛根，及横解之剂，少加桂枝，令其毒尽散于四肢，即险逆之症亦可为矣。见刘继庄《广阳杂记》。

疳

治小儿疳病集圣丸人参、蟾蜍、川连各三钱，归身、川芎、陈皮、五灵脂、蓬莪茂、夜明砂、使君子、肉芦荟、砂仁、木香各二钱，公猪胆一个，和药末为丸，如龙眼大，每服一丸，不寒不热，亦补亦消，最为稳善。《名医类案》所载单方三，亦佳。一用山楂一两、白酒曲一两，取多年瓦夜壶中人中白最多者，装入二物，炭火煅存性，研细末，每服六分，滚水送下。其一用鸡蛋七枚，轻去壳，勿损衣膜，以胡黄连一两、川黄连一两，童便浸，春秋五日，夏三日，冬七日，浸透，煮熟服之。其一用大蛤蟆十数个，打死，置小口缸内，取粪蛆不拘多少，粪清浸养，盛夏三日，春末秋后四五日，以食尽蛤蟆为度，用粗麻布袋扎住缸口，倒置活水中，令吐出污秽净，置蛆于烧红新瓦上焙干，食之，每服一二钱或用炒熟大麦面和少蜜作饼或丸令儿食。此皆以人身气化之物，入消导药治之，可称灵妙。

小儿无辜疳，脑后项边有核如弹丸，按之转动，软而不疼，壮热羸瘦，头露骨高，有谓妖鸟一名夜行游女夜飞，其翼有毒，拂落于人家晒晾未收之褟褓衣上，儿着之则病。有斥其说为妄，谓无辜，鸟名，啼时两额扇动如瘰疬之项，小儿肝热目暗，颈核累累，其状相类，因以为名，宜用逍遥散加减治之。有谓因乏乳所致，又有谓饥饱劳役，风惊暑积，八邪所致，宜用布袋丸治之。余谓妖鸟之说，无论其是否，但见项边有核，即当挑刺，以药治之，若至大而溃脓，法不能疗。至其用药，则仍不外治疳病之法耳。

外科

治脓窠疥疮，用大枫子五十粒、蓖麻子五十粒、蛇床子三钱，以上三味研细，另包、麻黄钱半、斑蝥去翅足，三个、雄猪油一两，先将麻黄、斑蝥二味，同入猪油内煎枯，去渣尽净，再将前三味放下，缓缓熬煎，待渣黑，然后取起，用绢袋包裹，向患处频频擦之。此方吴子嘉所传，云曾经试过，甚效。

子嘉又传治发背痈疽，一切无名大毒，以及疮疖等症神方，名迅风扫篲散，云得自常熟，屡试不爽。用穿山甲七片、蜈蚣去头足，七条、蝉蜕五钱，洗、僵蚕炒，去丝，二钱、乳香去油，二钱半、没药去油，二钱半、全蝎头足要全，酒浸，去腹内肠，七个、斑蝥去翅足，糯米炒，七个、明雄黄五钱、麝香一钱、冰片八分、五倍子一两五钱，共为细末，曝干，勿令见火，掺于毒上，再以寻常膏药盖之，其效如神。若遇大毒，须加升丹少许，和药末同掺，其升丹必要自制，市中者不验。

升丹方：水银一两、白矾一两二钱、牙硝一两二钱，皮硝不可用，先将矾、硝二味研细，再入水银，用小广锅一只盛药，再以粗碗一只覆于锅上，用细白皮纸搓作纸索，蘸水微湿，筑于碗口，另用细矾末掺纸上，再用生石膏粉满盖碗底，以铁秤锤压碗上毕，以大钉四枚钉入泥地，用硬炭烧三炷官香四围须用砖护住，火方有力，第一炷火文，第二炷火武一二炷香间须防走漏，第三炷火大武，当以扇拂之，冷定开视，而丹成矣。丹在碗上，药渣弃去不可用。

方书所言内痈，大概详于肺、胃、大小肠，其他脏腑均略焉。吾乡有患肝痈者，医以为肺痈，服药后，日就危笃。延张梦庐学博视之，识为肝痈误治，卒不能救药而殒。按：《内经》云：期门隐隐痛者肝疽，其上肉微起者肝痈。又云：肝痈，两胠满，卧则惊，不得小便。是其症，亦尚易辨，特俗医不学，遂致杀人耳。陈远公云：肝痈在左而不在右，左胁之皮必见红紫色，而舌必见青色，治必平肝为主，佐以泻火去毒，宜化肝消毒汤。白芍、当归各三两，金银花五两，黑山栀五钱，生甘草三钱，水煎服，盖其治法与肺痈迥殊也。

王洪绪《外科全生集》论《冯氏锦囊》治阴疽，以温补兼托，以为初起平塌，安可用托？托则成功，宜以溃为贵，即流注瘰疬恶核。倘有溃者，仍不敢托，托则溃者虽敛，增者又何如耶？因立阳和汤以施治熟地一两，鹿角胶三钱，白芥子二钱，肉桂一钱，甘草一钱，麻黄五分，姜炭五分遇平塌不痛大疽，倍加熟地。严兼三谓生平遵此法以治阴症，屡获奇验。尝于六月中治一男子，遍身热毒，而腹上独生一疽，平塌不痛，诊其脉沉微无力，乃用阳和汤加附子、黄芪服之，疽消而愈。盖热毒发于表，而阴疽根于内，故必治其本焉。因思古方治一切痈疽，用仙方活命饮，未成者即消，已成者即溃，云是疮痈之圣药。然以治阴疽，则有银花、赤芍、花粉、贝母等凉药，不若阳和汤专用温补，能消患于未萌也。

海宁许辛木部曹棣精医理，尤长于外科，所制膏丹，必购求良药，亲自研炼，拯治危症甚多。尝言瘰疬一证，服药最难见效，外治亦鲜良方。王氏《全生集》消核膏，曾试用之，蕴热重者，转至红肿，盖药品多毒烈也。因以控涎丹为主，加入麻黄煎成膏药，普施其效。故友汤绪云：又加入数味，嗣后求者踵至。不独瘰疬，凡痰核乳岩贴之，初起即消，久者纵不能消，亦不再大。妙在并无斑蝥、蜈蚣、全蝎等毒药，虽好肉贴之无损。石门某医之女，颈生瘰疬十余年，自为医治不效，且有溃者。闻部曹有自制消核膏，挽[①]人求索，令未溃者贴此膏，已溃者贴阳和解凝膏见《全生集》，掺以九一丹。每次索膏必数十张，如是数月，未溃者消，已溃者敛，遂不复发，今嫁人有

---

① 挽：庞本和上科本均为"挽"，但据文义似当为"浼"字，"浼"，恳托之义，疑形误。

子女矣。此方治愈者众，其药用制甘遂二两、红芽大戟三两、白芥子八钱、麻黄四钱、生南星一两六钱、直天虫一两六钱、朴硝一两六钱、藤黄一两六钱、姜半夏一两六钱。九一丹：用降药九分，生石膏一分。

外科之症，有与内科相似者，最宜详审。凡诸痈毒初起，恶寒发热，不可误认伤寒，又骨槽风不可误认牙痛，鹤膝风不可误认痛痹，痔血不可误认肠红，肺痈不可误认外感咳嗽，肠痈不可误认诸腹痛。此类尚多，不可悉数。

《质直谈耳》载：旧青浦镇疡医陈天士，名驰四方，就医者日不下数十人。其药最秘者手治之，岁久毒气熏炙，晚年中拇间生恶疽，知不可疗。闻南去百五十里，地名潭中，有一叟精于针砭，恒自晦不欲以术自鸣。即易姓名，疾赴其所乞治之。叟曰：此药毒也。君殆知医，向之中恶深矣，不发则已，发必难治，非吾力所及也。盍往质诸陈天士乎？天士大恐，速归，疽遂溃，神昏而殁。余谓陈虽能医，技犹未精也。《秋镫丛话》云：北贾贸易江南，喜食猪首，兼数人之量。有精于岐黄者见之，问其仆，曰：每餐如是，已十有余年矣。医者云：病将作，凡药不能治也。俟其归，尾之北上，将以为奇货。久之无恙，复细询其仆，曰：主人食后必满饮松萝茶数瓯。医爽然曰：此毒惟松萝可解。怅然而返。使陈能如此贾之豫为防，何致成不治之症乎？

《外科正宗》一书，近世盛行，医者信而遵之，往往用铍针①及三品一条枪等法，误人不少。是书徐灵胎有评本，余曾从陈载庵借录一过，后许辛木又加注释，嘱余为之校正，将以

---

① 铍针：庞本为"披针"，今据上科本改。

救世医之弊，已付刊矣。适逢寇乱中辍，余所录之本，亦毁于兵燹。辛酉秋日，避难于东林山后，从汤欣庵借录副本，因摘录于此，俾习外科者观之，庶不为是书所误。《正宗》云：初起未成者，用钑针当顶点入知痛处，出其恶血，通其疮窍，随插蟾酥条直至疮底见脑疽论后。评云：此必死之法，误尽苍生。其不死者，亦必卧床几月，服大补之药而后得安。《正宗》云：钑针当顶插入知痛处方止，随用蟾蜍条插至孔底见神妙拨根方下。又云：三日后加添插药，其根高肿作疼。评云：凡疮未成者，一见血则毒走肌伤，轻者变重，重则必死。况又插入药条，以致痛极腐烂，断无消理。此等恶法，害人不浅。然此原云阴症当用此法，乃近人不知，不论阴症阳症，轻病重病，皆用此法，杀人无算。间有愈者，皆痛苦哀号，死里逃生。乃皆奉为金科玉律，举世皆然，无人救正，岂不伤心？又评云：用此法者，我目中已见杀数十人矣。即真阴症亦不宜用，况阴症千不得一，非平塌者即为阴症也。评三品一条枪后云：此治恶毒顽疮，间有可用。近日庸医不论何疮，俱用此法，杀人无算，深为可恨。制方之人，原只用以治不知痛痒，及死肌顽肉，谁知后世恶人，竟为必用之品，不可不归咎于作俑人也。余因思周岷帆学士患瘤，为费某用三品一条枪致死见医鉴门，由于未见徐评故耳。医者专主一家之言，不知虚怀好学，博采精研，而欲免于误人也，岂可得哉？

疔

《本草纲目》苍耳草虫治疔方，余以治多人，无不获效。其法于夏秋之交，取苍耳草茎憔悴有穴孔处，拍开取虫虫如蚕而小，长不过四五分，其行甚速，以纸包裹，置火炉上烘极干，藏瓶中，勿出气，用时研细末，掺在疗疮膏药药店有之中心，贴向疗疮头上先用银针向疗疮头上微挑开，当有水流出，阅六时许，疗根自拔。按:《三因极一病证方论》有治一切疗肿神方，苍耳草根、茎、苗、子但取一色便可用烧为灰，醋泔淀和如泥，涂上，干即换之，不过十度，即能拔出根此法本《千金方》。又按：刘云密《本草述》云：一切疗肿危困者，用苍耳根叶捣，和小儿尿绞汁，冷服一升，日三服，拔根甚验。此二方余未经亲试，如用之获效，无事取虫伤物命矣。特识之。

痈疽宜灸，而疗独忌灸。痈疽药每用酒煎，而疗独忌酒。皆以其助火也。又治疗膏药忌用桐油纸，惟当用布。刺疗针忌用铜铁，惟宜用银。

针灸

夏日宜灸，汪石山驳正之甚是，一近事尤堪为戒。钱塘陈氏子患哮，得一方云：夏日于日中灸背，当可见愈。如法行之，至深秋得伏暑症甚重，医治不效而卒。古者针灸之法与药并重，后世群尚方剂，投药无功，始从事于针灸，又往往不能获效，或转增重，则以精此技者甚少，且未审病之宜针灸与否也。叶天士谓：针灸有泻无补，但治风寒中穴之实症见《来苏集》批本。此言信然。尝见有痫症挟虚，因针而转剧。痿症挟热，因灸而益重。是不可以不慎也。

孟子求三年之艾，赵氏注云：艾可以为灸人病，干久益善，故以为喻。按:《说文·火部》云：灸，灼也。从火久声，俗读灸，误也。

药品

新绛，《金匮》旋覆汤用之，治肝着，亦治妇人半产漏下。《本草纲目》独遗之，黄坤载《长沙药解》言之较详，云：新绛味平，入足厥阴肝经，行经脉而通瘀涩，敛血海而止崩漏。又云：新绛利水渗湿，湿去则木达而血升，故能止崩漏。其诸主治止崩漏、吐衄、泄痢诸血，除男子消渴，通产后淋沥。止血，烧灰存性研用。消渴淋沥，煮汤温服。其云诸症消渴，皆缘土湿而不及于火，盖其生平深恶滋阴，故立言不免于偏也。

左牡蛎取壳以项向北，腹向南，视之口斜向东者为左顾，左顾者雄，右顾者雌、左盘龙鸽粪、左缠藤金银花，皆以左为贵。秦艽根有罗纹，亦以左旋者入药，右旋者令人发脚气病。卢子繇云：盖天道左旋，而人生气从之也。

桃仁最易发胀。震泽某氏子甫十余岁，食之过多胀死，棺殓即殡之郊，逾年启棺焚葬，其尸覆卧棺中，手足皆作撑抵势，盖桃仁之性既过而苏，棺甚脆薄，得不闷死，转侧其身以求出，力微卒不能破棺而死耳。猪肤，王海藏以为鲜猪皮，吴绶认为燖猪时刮下黑肤。汪石山谓：考《礼运疏》，革，肤内厚皮也。肤，革外薄皮也，则吴说为是。肤者，肤浅之义。谨按：御纂《医宗金鉴》方解云：猪肤者，乃革外之肤皮也，其体轻，其味咸，轻则能散，咸则入肾，故治少阴咽痛，是以解热中寓散之意也。诠释详明，可以括诸家之说矣。

麦冬通胃络，不去心；入养肺阴药，则宜去心。陈载庵说其生平治验如此。

凡木之花皆五出，惟桂花四出，栀子花六出。桂乃月中之木，栀子即西域之檐卜也。桃、杏花六出者，子必双仁，食之杀人。

《伤寒论》之蜀漆，乃常山之茎也。《金匮要略》之泽漆，乃与大戟同类而各种也。今皆不以入药，惟草泽医人，用以猫儿眼睛草治水蛊者，即泽漆也。

李东璧谓香薷乃夏月解表之药，犹冬月之用麻黄，气虚者尤不可多服。今人谓能解暑，概用代茶，误矣。程氏钟龄谓香薷乃消暑要药，而方书称为散剂，俗称为夏日禁剂。夏既禁用，则当用于何时？此不经之说，致令良药受屈。此二说程杏轩《医述》并载之。余谓李说为是，程说不可从。香薷虽非夏日禁剂，然维阳气为阴邪所遏，用以发越阳气则宜，其余中暑之病，均不可用。今人夏月又有以藿香代茶者，亦误。夏月可常服以涤暑者，惟陈青蒿耳。余每于秋仲采青蒿，洗晒收藏，次年夏入甑煎露，用以代茶，殊胜。

连翘功专泻心与小肠之热，《本经》及诸家本草，并未言其除湿，惟朱丹溪谓除脾胃湿热，沈则施谓从苍术、黄柏则治湿热，而吴氏《本草从新》又谓除三焦大肠湿热。近世医家宗之，遂以为利湿要药。不知连翘之用有三：泻心经客热，一也；去上焦诸热，二也；为疮家圣药，三也。此足以尽其功能矣。

枸杞子，诸家本草有谓其甘平者，有谓其苦寒者，有谓其微寒者，有谓其甘微温者，均未尝抉发其理。惟张石顽《本经逢原》谓味甘色赤，性温无疑。缘《本经》根、子合论无分，以致后人或言子性微寒，根性大寒，盖有惑于一本无寒热两殊之理。夫天之生物不齐，往往丰于此而啬于彼。如山茱萸之肉涩精，核滑精；当归之头止血，尾破血；橘实之皮涤痰，膜聚痰，不一而足。即炎帝之尝药，亦不过详气味形色，安有味甘色赤形质滋腴之物性寒之理？其辨别独精，胜于诸家。余壮岁服药，每用枸杞子必齿痛，中年后服之甚安。又尝验之肝病有火者，服枸杞子往往增剧，谓非性温之征耶？

张叔承《本草选》谓：方书所用大枣，不分黑白。细详之，乃是红枣之大者，若黑枣，则加蜜蒸过者。又谓：今人蒸枣多用糖蜜拌过，久食最损脾胃，助湿热也。窃意红枣力薄，和胃则宜，黑枣味厚，补中当用，似不得混同施治。至助湿热之说，理不可易，是以多食则齿生虫而致损也。

《龙木论》治内障眼有五蜕散，用龙蜕蛇皮、蝉蜕、凤凰蜕乌鸡卵壳、佛蜕蚕纸、人蜕男子蜕发等份，一处同烧作灰，研为细末，每服一钱，用熟羊肝吃，不拘时候，日进三服，佛蜕、人蜕之名甚新，可补入药品异名中也。

竹箷从竹，而俗或从草作茹。青葙子从草，而俗或从竹作箱。皆误。

松之余气为茯苓，枫之余气为猪苓，竹之余气为雷丸，亦名竹苓。猪苓在《本经》中品，雷丸在下品，茯苓在上品，方药用之独多，以其得松之精英，久服可安魂养神，不饥延年也。又有橘苓，生于橘树如蕈，可治乳痈，见赵恕轩《本草纲目拾遗》。

葛仙米乃山穴中石上为水所渍而成，楚蜀越深山中皆有之。龙青霖《食物考》谓：清神解热，疗痰火，久服延年。《本草纲目拾遗》则谓性寒，不宜多食。按：此物不入药用，只宜作羹，味殊鲜美。凡煮食者，先入醋少许，方以滚水发之，则大而和软。

木之用桑为多，曰叶，曰枝，曰花，曰椹，曰根皮，曰汁，曰耳，曰瘿，曰油，曰虫，曰寄生，曰螵蛸，凡十有二。果之用莲为多，曰薏，曰节，曰茎，曰叶，曰蒂，曰须，曰花，曰房，曰实，曰薏，曰汁，曰粉，亦十有二。二物皆有丝，一禀金气，一得水精。《理虚元鉴》谓：物性有全身上下纯粹无疵者，惟桑与莲，良有以也。

《金匮要略》王不留行散自注云：如风寒，桑东南根勿取之。后世注释家谓：风寒表邪在经络，桑根下降，止利肺气，不能逐外邪，故勿取之。吴鞠通推阐其义：桑根之性下达而坚结，由肺下走肝肾者也，内伤不妨用之，外感则引邪入肝肾之阴，而咳嗽久不愈矣。地骨皮为枸杞之根，入下最深，力能至骨，有风寒外感者，亦忌用之。其说详见《温病条辨》，可补诸家本草之阙。近世医士能细辨药性者少矣。丙辰秋，余戚吴氏妇，偶感风寒，咳嗽气急，某医诊之，用桑白皮为君，咳嗽转剧，急令勿服，改用杏苏散加减乃愈。

万历间陆祖愚见《三世医验》，治沈姓妻疫病垂危，其邻邵南桥助银两许，以备殡殓之资，陆谓以其半易人参，此妇尚可生，乃以白虎合生脉二剂，用人参五钱，服后病势减半，于前方加白芍，只用人参一钱，服四剂而愈。此可想见其时参价之贱，今之贫人遇病，如需一两参，非银十余两不可。虽有良医，将如之何？

杏仁润肺利气，宜汤浸去皮尖，麸炒黄。若治风寒病，则宜连皮尖生用，取其发散也。今人概去皮尖，殆未达此意耳。

服参不投者，服生莱菔。姚浣云《本草分经》谓服山楂可解。《本草纲目拾遗》谓粟子壳煎汤服，解参之力尤胜。余谓疾之轻者犹可解，重则无药可解，要在审所当用，勿妄投而已。

玉簪、凤仙，《本草纲目》入毒草部，玉簪之毒在根，凤仙之毒在子，皆能透骨损齿。又如珍珠兰、茉莉等，其根亦皆有毒杀人。

烟草明季始有之，其种出于淡巴国，流入吕宋国，转入闽，闽石马镇产者最良，诸家本草皆载入毒草门。《汇言》谓偶有食之，其气闭闷，昏溃如死，其非善物可知。《备要》谓火气熏灼，耗血损年，取其所长，惟辟瘴除秽而已。今人嗜此者众，烟肆之多，几于酒肆埒，虽不若鸦片烟之为害甚烈，然能耗肺气，伤阴血。凡患咳嗽、哮喘、虚损、吐血、气虚、火炎等症，尤宜远之。

轻粉辛燥有毒，以治杨梅疮，奏效虽捷，而毒气窜入筋骨，变生他疾，为害无穷。大风子之治疠风亦然，制方药者其慎之。

《本草》谓栀子生用泻火，炒黑止血。《临证指南》治外感证，多用黑山栀。黄退庵云：近多炒用，用生者绝少。余按：仲景栀子汤，有病人旧微溏，不可与服之禁，盖以其苦寒也。若炒黑则寒性减，无论旧溏与否，皆可服矣。此所以用生者少欤。

药物来自海外者甚多，中国之药，亦有遐方所宝重者，如西戎之需茶，唐古忒之需大黄，日本之需僵蚕是也。又往时专城入贡者，特市土茯苓，一时价昂百倍，见《钱塘县志》。

薄荷气清轻，而升散最甚，老人、病人，均不可多服。台州罗镜涵，体质素健，年逾七旬，偶患感冒无汗，以薄荷数钱，煎汤服之，汗出不止而死。舅氏周愚堂先生桢，患怔忡甫痊，偶啖薄荷糕，即气喘，自汗，不得寐，药中重用参、芪乃安。

药中所用橡实，其木之名称，《诗经》曰栎、曰栩、曰柞、曰棫不结实者名棫，《尔雅》又曰杼橡实，一名皂斗，俗称野栗子，涩肠止痢，功胜罂粟。杭州学廨傍有一大株，夏日阴浓，藉以避暑，深秋结实繁茂，凉风吹堕，扑檐抛屋，终夜有声，颇耐清听。

卢子繇《本草乘雅半偈》，备称茶之功用，采录古今名家论说以为谱，因谓常食令人瘦，去人脂，倍人力，悦人志，益人意思，开人聋瞽，畅人四肢，舒人百节，消人烦闷，使人能诵无忘，不寐而惺寂。章杏云《调疾饮食辨》则谓：茶耗人精血，有消无息，欲使举世不饮，实难劝喻，惟饮宜清，忌多忌浓，或以他草木之可煎饮者代之尤妙。若夫渴症及诸热症发渴者多饮之，病更难愈。又谓古不专以茶作饮，故《尔雅注疏》但云可作羹饮，并"代茶"两字无之。由是观之，《茶经》《茶录》，明理人不屑挂诸齿颊矣。二说迥殊，当以章说为正，如不能以他草木代之，则宜少宜清之言，切宜遵守。章又谓俗尚陈茶，仅隔年或二年止矣，乃竟有陈至五七年、一二十年者，能令人失音或暴死。盖凡物过陈者，皆有毒也。此说亦世所罕知者。

杨希洛《本草经解要考证》谓：葳蕤、漆叶治阴虚，兼令人有子，即华佗漆叶青黏散，青黏世无能识，或云黄精之正叶，或云即葳蕤也。然吾乡有两老儒，先后服此方皆致殒。或云漆叶乃五加皮叶，《本经》名豺漆也。里有兵子臂痛不能挽弓，或教用葳蕤一斤，五加皮浸酒饮尽，自健旺胜常，岂古方正尔，《纲目》殆误附漆树耶？漆本有毒，《本经》久服轻身，及《抱朴子》通神长生，皆难信。有割漆人误覆漆，遍体疮，至莫救，向在中山亲见，况服食乎？陶弘景云：生漆毒烈是也。古无用叶者，故气味缺，《纲目》殆因古方臆立主治耳。余按：以五加皮叶为漆叶，前此所未闻，然二物气类迥别，是以应验亦殊，明理之士，自当舍漆叶而取五加皮。究之古方药品，最宜详审，不可过信前人之说，为所误也。《本草纲目拾遗》有鸡神水，云可明目去障。制法：择大萝卜一个，开大孔，须近茎一头开，勿在根边方可活，孔内入鸡蛋一枚，种地上，使其叶长成，取鸡蛋内水点眼，其目如童。《重庆堂随笔》又载制赛空青法：冬至日取大萝卜一枚，开盖挖空，入新生紫壳鸡卵一个在内，盖仍嵌好，埋净土中，均四五尺深，到夏至日取出，用女人衣具包裹，藏瓷器中，否则恐遇雷电被龙摄去也。卵内黄白，俱成清水，用点诸目疾，虽瞽者可以复明。二法并可试用，录之。

救逆汤之用蜀漆，柯韵伯疑之，邹润安谓脉浮热反灸之。此为实，实以虚治，因火而动，必咽燥吐血，可见脉浮被火，应至吐血，今更吐之，是速其血耳。矧《千金》《外台》两书，非疫非疟，不用是物，则是方之有舛误无疑。吴中方大章燮，则谓蜀漆乃蜀黍之误，古漆字无水旁，与黍相似故也。黍为心谷，用以救惊狂起卧不安者，取其温中而涩肠胃，协龙、牡成宁神镇脱之功也。说见《瘦吟医赘》。

草药形状相类者甚多，如岩芋似何首乌，钩吻似黄精，透山根似蘼芜，天灸似石龙芮，鸡冠子似青葙子，赤柳草根似茜草根等，不胜枚举。良毒各殊，服食家均宜慎辨。

何首乌具人形者不可多得，得而服之，可以益寿，然亦有不尽然者。汤芷卿用中《翼驹稗编》云：吴江秀才某，见邻翁锄地，得二首乌如人形，以钱二千买之，用赤豆如法制食，未数日，腹泻死。此岂气体有未合欤？抑首乌或挟毒物之气能害人也，服食之当慎也。观于此而益信。

费星甫《西吴蚕略》，所述头二蚕，较《本草》诸注家为详备，录于此。头二蚕即蚖珍也。《周礼·夏官司马》职禁原蚕，注云：原，再也。字书作蚖。《本草》有晚蚕沙、晚僵蚕等目，皆未详辨，遂误以初蚕再出为晚蚕、原蚕矣，不知其种迥别。凡二蚕茧蛾生种，谓之头二蚕种，次年清明后即养之，名头二蚕。时头蚕尚未出也，其眠其老甚速，才两旬即收茧，时头蚕甫大眠也。出蛾生子，是谓二蚕种。凡养头二蚕皆甚少，无缲丝者，其茧壳、茧黄、蚕沙皆入药，其僵者尤不可得，治痘有回生之功。盖时方春杪，蚕亦得清淑之气，故堪治疾，殆珍之名所由起欤。《本草》所载专指此，即《周礼》原字之义，未必不指此。又云：二蚕始称晚蚕，出于头蚕登簇之际，饲以二叶，自眠至老，皆值黄梅时候，郁蒸日甚，蝇蚋蛄噆，臭秽生蛆，性偏热有毒，其茧其丝价亦较廉，凡所弃余，仅以肥田，从未入药。余按：今药肆所售蚕沙、僵蚕，大抵皆出于头蚕耳。药类鲜真，此其一也。

獐乳性热补阳，虚寒体弱者服之，获效甚捷。余戚王祉亭居长兴和平山中，言其地产獐，取乳恒在夏月，土人伺有獐处，逐去母獐，捕乳獐杀之，以肠胃曝干，取乳凝结成块，每两可售钱一千。作伪者每以牛羊等乳代之，求之肆中，鲜有真者矣。

表兄周星舫明经士煌，在洞庭东山授徒，言山中郑祉仪家兰花绝盛，传有治难产方最灵，采素心兰花阴干收藏，临用以一二泡汤饮之。又言山中有黄天竺子，泡汤饮之，治肝气极效。余按：天竺子只见红色者，黄色则未之见。星舫言山中人亦甚贵重，此种不多得也。

辣茄性大热，章杏云《调疾饮食辨》以为近数十年群嗜之，食者十之七八。父母嗜食辛热，其精血必热，故遗害于儿女。饮食以冲淡和平为正，醲厚之味，久必伤生，毒劣之物，嗜之损寿，乃食此而不尽夭者，以体无内热也。若有内热，死安能不速耶？其言可谓切至，以此推之，非独辣茄不当嗜也，凡胡椒、生姜、韭、蒜等辛温之品，皆足以劫阴而伤生，慎毋多食。

许辛木云：阿魏最难得真，诸书皆言极臭，恐防作吐，盖肆中皆以胡蒜白伪造也。余有友人贻以塔尔巴哈台阿魏精，其色黑中带黄，并不甚臭，舐之气味极清，不作恶心，乃知真品，因自不同，江浙去西番万里，而肆中所售阿魏甚贱，其伪可知。且极臭伤胃，有损无益，勿用可也。余谓药之无真，如桑寄生、川郁金、化州陈皮之类。求之肆中，悉皆他物，以之治病，必不见效，均当勿用。

冬雪水腊雪更佳救时疫大热症，获效最速。余在杭州，每遇冬雪，即取藏坛中。咸丰戊午四月，舆夫王姓发热身肿，呕吐不食，心口大热，似有一大块塞住胸间，病逾十余日，已危笃，其妻来求药，乃以雪水与之，饮一大碗，即安睡，半时许，遍身大汗，身凉思食而痊。时其邻祝氏妇，怀孕数月，亦患热症甚剧，王氏妇以所余雪水令饮，亦即热退获痊。

方书言白果食满千[①]枚者死，以其壅气也。由此推之，凡菱、芋、南瓜等滞气之物，俱不可多食，病人尤忌。

楝根皮出土者杀人，《续名医类案·中毒门》谓：楝树根出土者杀人。朱氏子腹痛，取楝子东南根煎汤服之，少顷而绝。余按：《本草》谓楝树雄者，根赤，有毒，杀人。雌者，色白，入药用。是楝根之有毒，不得仅以出土者概之矣。

缪仲淳《广笔记》：方药有用紫河车、胎元、孩儿骨、化尸场烧过人骨等，其为《本草注疏》复备言天灵盖、人胞、初生脐带之功效，未免有伤阴德，不若《本草纲目》之于人骨、人胞、天灵盖，深以残忍为戒。然胪列气味主治及方，似当概从删削，详述用之者，有损而无益，庶几为仁人之言乎？

今之所云沙苑蒺藜，即古之白蒺藜，今之所云白蒺藜，乃

---

① 千：上科本为"百"。

古之茨蒺藜也。今之所云木通，即古之通草，今之所云通草，乃古之通脱木也。今之所云广木香，即古之青木香，今之所云青木香，乃古之马兜铃也。岐黄家用药，岂得泥古而不从今耶？

周乙藜尝患遍体发细瘰甚痒，以枸骨叶煎汤代茶服之获痊。按：枸骨，一名猫儿刺，俗名十大功劳，味苦甘平，叶生五刺，九月结子，色正赤。《本草汇言》称其去风湿，活血气，利筋骨，健腰脚。《本经逢原》称其活血散瘀，又能填补体脏，固敛精血。今方士每用数斤去刺，入红枣二三斤，熬膏蜜收，治劳伤失血痿软，往往获效，似其能调养气血，而无伤中之害也。盖其功用至宏，而医者概不以入汤剂，屈此良药矣。

《广阳杂记》云：余昔在杭遇一满州老人，双目皆矇，药不能立时奏效。有货空青者，其人酬以重价，将用之矣，始问之余。余曰：此物生铜坑中，必铜精也，铜性能伐肝，有余之症，自无不愈，今公年老而脉症俱虚，当用温补之品，若用此，当无益有损。其人且信且疑，乃破青取水，先点右目，一夜大痛，目精爆瘁，始悔不用余言，而犹赖余获全其左目也，后用养脾滋阴之剂，将及一载，左目复明。观此益知审症用药，辨品宜精，未可轻用也。

梧桐入药者少，然有二方可传。泄泻不止，服诸药罔效者，用梧桐叶煎汤浴足，大有神效《海上仙方》。疝气常食梧桐子效《齐有堂医案》。

神黄豆，诸家本草不载，惟见于叶大椿《痘学真传》云：神黄豆种出云南，能稀痘，生熟各一，甘草汤咀服。然不若梁晋竹孝廉绍壬《两般秋雨庵随笔》所述为详，云：神黄豆产滇之南，微西彝中，形如槐角子，视常豆稍巨，用筒瓦火焙，去黑壳，碾细末，白水下之，可除小儿痘毒。服法以每月初二十六日为期，半岁服半粒，一岁服一粒，递加至三岁三粒，则终身不出矣。或曰按二十四气服之，以二十四粒为度。

芭蕉根汁，治疗走黄甚效。震泽钮某患疗，食猪肉走黄肿甚，其妻向余室人求方，令取芭蕉根捣汁一宫碗灌之，即肿消而痊，次日入市逍遥矣。且不独可治疗，凡热毒甚者，亦能疗之。妹婿周心泉家之姬唐姓，夏患热疗，至秋未已，自头至足，连生不断，令饮汁一茶钟，热毒渐消而愈。

粤人喜啖槟榔，谓可辟瘴，而不知其益少损多。吴人喜啖草麻子，往往种之成林，采曝炒食，此尤当戒。盖其性辛热，泻人元气，隐受其害者多矣。此药《本草》列毒草门，且食此者一生不得食炒豆，犯之即胀死。乡愚无知，食之每习以为常，可慨也！

葱、蜜同食杀人，世皆知之。韭与蜜糖同食，亦能杀人，则知之者鲜矣。见黄暗斋《折肱漫录》

食忌

《本草》云：多食韭，神昏目暗。多食葱，神昏发落，虚气上冲。多食莱菔，动气。多食芥菜，昏目动风发气。又云：虚人食笋多致疾。浙人食匏瓜多吐泻。马齿苋叶大者，妊妇食之堕胎，此类不可胜数，寻常蔬菜亦足为患。其他可知，养生家所以必慎食物也。

石门赵屏山明经宗藩自宁波旋里，过绍兴，访友于郡城。一仆家在城外，乞假归省，途中买鳝鱼至家，使其妻烹之。适其邻人来视，遂留共食，食毕皆口渴腹痛叫号，移时而死，其身化为血水，仅存发骨，识者谓误食斜耕而然。赵次日俟仆不至，遣人往问，始知其故，遂终身不食鳝。余按：鳝身尾皆圆，斜耕身尾皆扁，口有二须，可以此为辨。然鳝有昂头出水二三寸者，为他物所变，其毒亦能杀人，养生家宜慎用之。

山谷产菌，种类不一，食之有中毒①者，往往杀人，盖蛇虺毒气所蕴也。咸丰五年六月初三日，乌程县施家桥吴如玉之母，山中采菌甚多，族人吴聚昌之妻乞而分之，炒熟以佐夜饭，其子、媳与女同食之，二更后，呕吐腹痛，至天明四肢抖缩，肉跳齿咬，四人同时殒命，如玉之母亦食之而死，鸡食吐出之物，顷刻即毙，剖视腹中，只有硬肝，余皆腐成青汁。夫山人食菌，本为常事，麦熟及寒露时，菌甚多，味极美。苏州有熬成油者，预为持斋过夏之需，取其鲜也。今吴姓家食菌而死者五人，可谓奇惨。乌程杨毅亭封翁炳谦，特为作记刊传以示戒。言若必欲食之，须用银器同煮须久置待冷试验，银有青黑色者，断不可食。如中其毒，饮以粪汁可解。又地浆水亦可解毒，其法于墙阴地掘二三尺深，以水倾入搅匀，取上面澄清水冷饮之。按：《东林山志》云：五月雨水浸淫之时，蕈生于山谷，惟淡红色、黄色者无毒，可食。寒露生者，色白，名寒露蕈，亦无毒，可食。其大红者、黑者有毒，杀人，人或中之，食粪汁可解。又《卫生录》云：蕈上有毛，下面光而无纹者，及仰捲赤色者，或色黑及煮不熟者，并不可食。《物理小识》云：以灯心和蕈煮，或以银簪淬之，灯心与簪黑色者即有毒。《清异录》云：湖湘习为毒药以中人，其法取大蛇毙之，厚用茅草盖掩，几旬则生菌，菌发根自蛇骨出，候肥盛采之，令干捣末，糁酒食茶汤中，遇者无不赴泉壤，世人号为休休散。观此则菌之生自蕴毒者，往

---

① 中毒：庞本为"种毒"，今据上科本改之。

往有之，服食家可不慎欤？

酒

许元仲《三异笔谈》谓蔡孝廉焜素不饮酒，公车北上，苦寒，饮烧酒，甘之，遂非此不饮，如是者二十余年。一夕扃户寝，晌午犹不起，家人抉扉而入，室中瀫然，衾帐皆焦，半身烬矣，手犹握烟管，竟与《本草》所载倚马焚身事同。盖烟火引线，倏如爆竹之发耳。又会稽陈端甫学博庆儒言，其同乡某生，酒户甚大，一夕饮烧酒满罂，复吸水烟，忽火自腹发，骨肉半成焦炭，嗜烧酒者，可以为戒。

鸦片烟

鸦片烟为害甚巨，有大土小土之分，大土出于外国。《三异笔谈》述之详晰，云：余在永嘉知库书，张元龙犯此欲绳之，诉曰：已绝此二年，曾以办船料渡海至苏禄国，亲见鸦片本质，故毅然不敢食耳。询知其详，云：国俗皆裸葬，一亩之地，百族共之，积累百年，其地之值不赀矣。造法：先掘土数丈，筑其底极坚，并四旁亦筑，取掘出之土，捣之极细，筛之极净，曝之极干，乃于城中铺石灰一层，加土一层，罂粟瓣一层，糯米粥一层，覆以芦席，盖以毡，再压以板，自春徂秋而成。以金易土，价目倍蓰，然大约吸数百年前陈人之膏血，故一见誓死不再食也。绝之之法，以十全大补汤加鸦片灰，俟瘾发时服之，初甚委顿，渐服渐愈，两月余复初。

吴晓钲言：其族叔椿龄习岐黄家言，乙卯秋，以时疾卒。

其司会计者曰吴梅阁，性不羁，吸洋烟，偶至友人倪梅岑家，倪适他出，假寐以俟，忽梦椿龄至曰：子将有难，能戒鸦片烟则免。余授此方，出一红纸示之，上书"人参、枳椇子、赤糖各一钱，每日煎汤服之"十六字，戒曰：七日不见烟具，则瘾绝矣，毋蹈故辙也。醒后依方服之果效。晓钲素执无鬼论者，及闻梅阁口述是事，乃信史迁有物之言，洵不诬也。余按：人参补肺气，赤糖消烟积，用之甚当，枳椇子世第知其解酒毒，然陈藏器言其解渴除烦，去膈上热，润五脏，功用同蜂蜜，则其所长不第能治酒病也，况鸦片烟性热燥烈，视酒尤甚，用此治之，殊有至理。

杂方

杭州汪铁樵士骧传方，用野鸡脚雌雄成对，瓦上焙干，研极细末，瓷瓶收藏，凡脚跟为钉鞋擦伤而烂，及腿膝等处磕破者，以此敷之，即结痂而愈。因忆山东青驼寺吹津膏，治脚跟伤最灵，今得此方，无事远求矣。

太乙紫金锭方，出于《道藏》，元人所辑《卫济宝书续添方》中载之，名曰神仙解毒万病丸，则以为喻良能方，葛承祖传，方后详载各症治引，并可救自缢、落水用冷水磨，灌下，云绍兴府帅有施此药者，渠一子溺水已死，用其法救之，遂苏。

治瘟疫浮肿及大头瘟，用黑豆二合，炒熟、炙草二寸，水二碗煎汤，时时呷之，即所谓靖康异人方也靖康二年，京师大疫，有异人书此方。此外约略举之：如《圣济总录》治赤白痢，用黑豆半升，炒，去皮，为末，四合、甘草一两，绵裹，入湖水三升，煎一升，分二服。《洪氏集验方》治脚肿，用黑豆、甘草煎汤服之。

《寿亲养老新书》治老人、小儿冬月诸热，用大黑豆三升，洗净，甘草三两，细剉，水六升，煮令烂熟，时时与三五十颗与食之，汁亦可服。吴晓钲《活人一术》云：解丹药毒，以黑豆、甘草煎汤饮之。此方之用甚广，皆取其解毒清热。刘松峰云：甘草炙则带补，宜用生者。信然。

《圣济总录》大活络丹，与近世所传回生再造丸，药味大同小异。大活络丹五十味，与再造丸异者八味，白花蛇、乌梢蛇、草乌、贯众、木香、沉香、水安息香、黄芩是也。再造丸五十六味，与大活络丹异者十四味，川芎一两、黄芪一两二钱、白芷一两、桑寄生一两、海南香一两、草蔻仁一两、天竺黄一两、萆薢八钱、红花八钱、姜黄一两、朱砂一两、琥珀一两、蕲蛇四两、穿山甲四两是也。二方所皆有者四十二味，人参一两、白术八钱、茯苓一两、炙草一两、熟地一两二钱、赤芍八钱、当归一两、首乌一两、肉桂一两二钱、附子八钱、麻黄一两、防风一两、威灵仙一两、细辛一两、羌活二两、葛根一两、天麻一两、僵蚕一两、乳香一两、没药一两、丁香一两、藿香一两、香附八钱、青皮八钱、乌药八钱、松香六钱、白蔻仁八钱、骨碎补一两、元参八钱、川连一两、大黄一两、血竭八钱、胆星一两、龟板一两、虎胫骨一对、犀角八钱、两头尖一两、牛黄三钱、全蝎一两五钱、地龙八钱、冰片二钱、麝香八钱，制末，蜜丸，每粒重一钱二分，金箔为衣，阴干，蜡壳封固。此方治中风瘫痪，痿痹痰厥，拘挛疼痛，满身麻木，痈疽流注，跌扑损伤，小儿惊痫，妇人停经等症。《尊生八笺》曰：年过四十，当预服十数服，至老不生疯疾，年过六十不宜服。徐灵胎谓：顽痰恶风，热毒瘀血入于经络，非此方不能透达。凡治肢体大症必备之药也。《洄溪医案》云，治虚痰流注均效。方书亦有活络丹，只用地龙、乳香等五六味，乃治实邪之方也。

余以庤寓杭州，以剃头为业，留心医学，言其先世习疡医，虽遗书散失，而记忆秘方尚多，有治脚蛀方最灵。用炉甘石六钱，象皮、龙骨各三钱，冰片一钱，轻粉三分，炉底少许，外科烧升丹之炉底，杂货店有之。共研细末糁之，神效。脚烂而痒，有水，不能行步，俗名脚蛀，南方人多有此疾，脚蛀糁明矾末，痒不能止，反增疼痛，余家传方，用老烟末糁之，燥湿止痒，亦颇应验。

同邑郑拙言学博凤锵，性喜单方，言其经验最灵者有四。道光壬寅年，馆乐平汪军门道诚家，粪门前肾囊后起一坚块，渐觉疼痛，虚寒虚热时作，案头有《同寿录》，检一方云：跨马痈初起，用甘草五钱，酒水各一碗煎服。如方服之，块渐软，次日略出清水，不数日痊愈。从兄珊瑚家一婢，年十六七，忽身起红晕，有若热痱者，由背渐及胸，饮食少进，识者云：此蛇缠也，至心坎不可救矣。偶检《回生集》有一方，用粪勺^①俗呼料子上断箍取其年久用多，不必定欲断者，新瓦上煅存性，香油调抹令试之，不数日痂脱，健饭如常。

治喉风神效方，用青梅浸食盐出水，取大蜒蚰入其中，不拘多少。甲午秋闱闻捷日，设馔以待报子，内一人忽喉痛如鲠，势甚危，取所制蜒蚰梅令咽一枚，平复如常，晚间已能啖饭矣。端午日午时收取晚蚕蛾俗名头二蚕，不拘多少，置竹筒中，用纸密缄，挂当风处，须雨淋日晒，不到四十九日，后遇人有竹木刺入肉不能出者，用此研末，拌津唾涂患处，刺立出。同里蔡晴江家一媪，手被竹刺，疼痛不能洗衣，以此涂之即痊。

一新婚者患疾，诸医以虚治之，补剂杂进，体日殆。名医

---

① 勺：庞本为"灼"，疑形误，今据上科本改之。

沈耿文桐乡县人，后居珠村视之，见卧室中妆奁甚多，皆新漆饰成，曰：此乃为漆气所伤俗名漆咬，非病也。令于木工家取杉木屑煎汤洗之，复投解漆毒之药，不日霍然。按：《坤元是保》云：尝有新婚人漆咬，认作发风毒症，不知乃新漆嫁事所触也，以明矾煎浓拭之，三四次即效。沈之见正与相同。

休宁汪生作云年甫成童，忽患肠红，晨起必大下一次，血多粪少，阅两月余，日渐消瘦。有人传方，白术耳水煮，淡食，日食一钱，未及一两痊愈。药苟对症，何必以多为贵哉？

误食头发成瘕，胸喉间如有虫上下去来，古方以入土旧木梳菌煎汤饮之，此物不可得。一方用雄黄五钱，水调服。辨是症者，更以好饮油为凭，每饮四五升方快意，盖发入胃中，血裹化为虫也。

先友钱石林上舍壵，性至孝，母徐孺人，素患风湿，频发不愈，石林百计医治，觅得海风藤花，配红枣，以陈酒煮饮服之，获效，遂常服焉，病不复发，寿至八十余。海宁蒋寅昉光炳，偶患火丹，两臂红肿而疼，诸药不效，后得一方，用百合研细末，白糖共捣烂，敷之即痊。此方医者罕见，价廉而效速，可传也。

方书言肝胃气痛，用玫瑰花阴干，冲汤代茶服。汤芷卿入龙眼肉成膏，愈吴洛生大令之母脘痛，一则入脾和血，一则入肝行血，补泄均宜，所以获效。

《保寿堂经验方》三卷，明·刘天和撰，方皆精当。其治泄泻少进饮食方，尤为简妙。用糯米一升，水浸一宿，沥干燥，慢火炒令极热，磨细罗过如飞面，将怀庆山药一两，碾末入米粉内，每日清晨用半盏，再入沙糖一茶匙，胡椒末少许，将极滚汤调食，其味极佳，且不厌人，大有资补。久服之，精寒不能成孕者亦孕，盖有山药在内故也。此是一秘方，勿轻视之。

余家工人吴法才患大脚风，余母周太孺人传有单方，用海桐皮、防己、片姜黄、原蚕沙各三钱，苍术二钱，煎汤熏洗，日三四次获愈此方治愈者已多。愈后因行路过多，两脚腐烂，诸药不痊。周太孺人令以古墓石灰细末掺之即愈。后以治烂腿，无不愈者。

古厌胜法有用以治病获效者。《百一选方》云：密以净纸，书本郡太守姓名，灯上烧灰，汤调下即产。沈从先曰：余尝见书正人君子姓名，烧灰调下治产难。用净帕珍重束男左女右臂，治鬼疟最灵。又闽人迄今皆书龙江林先生姓名，诸怪症皆治，即选方遗意也。吴江徐娱亭传一治疟法亦效，以云片糕一片，书黄帝颛顼之神位七字，更以一片合之，勿使见字，令于发疟前二时食之。

质正

《宋史·庞安常传》《明史·凌云传》皆载治产妇胎不下，隔腹针儿手而得生。《扬州府志》之记殷榘，《嘉兴府志》之记孙浦，则产妇皆已死，见其血而令启棺，隔腹针之而复生，此于情理未合，不足深信。

《曲礼》云：医不三世，不服其药。郑氏注云：慎物齐也。孔氏疏云：凡人病疾，盖以筋血不调，故服药以治之，其药不慎于物，必无其征，故宜戒之。择其父子相承至三世也，是慎物调齐也。又说云：三世者，一曰《黄帝针灸》，二曰《神农本草》，三曰《素女脉诀》。又云：《夫子脉诀》。若不习此三世之书，不得服食其药。然郑云慎物齐也，则非为《本草》《针灸》

《脉诀》，于理不当，其义非也。按：此则所谓三世者，注疏因主父子相承之说也，近世有专主通于三世之书，而以三世相承为俗解之误，殆未读注疏耳，且经书文义虽古，而辞无不达，既谓通于三世之书，何以不明言之，而曰医不三世？故作此不了语，以炫惑后世乎？

王朴庄谓古方一两者，今之七分六厘，一升者，今之六杓七抄。《东医宝鉴》谓方一两者，今之三钱二分五厘，一升者，今之二合五杓。如仲景炙甘草汤，药料最多，共曰十六两，用酒七升，水八升。准于王说，为今之三两四钱九分六厘，今之七合有零，则酒水太少。如《东医宝鉴》之说，为今之十四两九钱五分，今之三升七合五杓，则药料太多。似当从王之两数，《东医宝鉴》之升数，乃为得之。

湖州费星甫野语云：儒医张梦庐之舅氏沈翁，以外科著。有女大腹隆起，中有结块，俨若私胎，迁延日久，腹益膨脝。梦庐诊其脉曰：此乃肠痈，无术以治之，危矣。沈遂悟，扶女足踹板凳之两头，出其不意，将女腹重踢，倒地昏晕，其痈内破，脓从大小便出数斗，遂按法疗治获痊。余谓肠痈脓已成者，《金匮》《千金》皆有成法可遵，何必出奇行险以治之？且《经》云：肠痈为病不可惊，惊则肠断而死。此女患痈日久，又加之以重踢，其肠有不断乎？此传讹之辞，未可信也。

《夷坚志》谓台州狱囚遭讯拷，肺伤呕血，用白及为末，米饮日服，后其囚凌迟，剐者剖其胸，见肺间窍穴数十处，皆白及填补，色犹不变。此说李东璧采入《本草纲目》，医家皆信之，独进贤舒驰远诏《伤寒集注》谓：隔诸脊骨，不得伤肺，何肺拷坏而骨不坏耶？且白及由食管入胃，不得由气管入肺，其诳显然云云。因思古方催生用鼠肾丸、兔脑丸，云其药从儿手中出，由舒氏之说推之，则胎在肠外，药入胃中，何以得入儿手乎？然观《徐灵胎医案》横泾钱氏女腿痈成管，管中有饭粒流出，长兴周氏子臂疽经年，所食米粒有从疽中出者。又《槐西杂志》治折伤接骨，用开元通宝钱烧而醋淬，研细为末，以酒调下，铜末自结而为圈，周束折处，曾以折足鸡试之果然。此皆理之不可解者，是则昔人之说，未可竟斥为非矣。

张鷟《朝野金载》云：洛州有士人患应声，语即喉中应之。良医张文仲令取《本草》读之，皆应，至其所畏者即无声，乃录取药合和为丸服之，应时而止。其后《遁斋闲览》载杨勔腹中应声，读《本草》至雷丸不应，服数粒而愈。《泊宅编》载毛景喉中有物应声，诵《本草》至蓝不应，饮汁吐虫而愈。其说皆为方书所征引，窃意虫之应声，乖气所感，非有知觉之灵，岂能闻所畏之物而遂不作声乎？殆皆小说家附会之辞。

《灵枢经》谓人呼吸定息，气行六寸，一日夜行八百一十丈，计一万三千五百息。何西池以为伪说，人一日夜岂止一万三千五百息。余尝静坐数息，以时辰表验之，每刻约二百四十息，一日夜百刻，当有二万四千息，虽人之息长短不同，而相去不甚远，必不止一万三千五百息，然则何氏之说为不虚，而《经》所云未足据矣。尽信书不如无书，此之谓也。

哕、噫之说，诸家各异。王氏《准绳》援据《内经》，正李东垣、王海藏以哕为干呕、陈无择以哕为欬逆之误，而从成无己、许叔微之说，以哕为呃逆，以噫为噫气，此可为定论。徐灵胎批《临证指南》噫嗳篇云：噫，即呃逆，病者最忌。嗳，为饱食气，非病也。何可并为一证？王孟英《潜斋医话》訾之，谓噫不读为如字，乃于介切，饱食息也。以噫、嗳名篇，于义实赘。徐氏误作二种，殊失考，况噫有不因饱食而作者，亦病也。

仲景立旋覆代赭汤，治病后噫气，徐氏误噫为哕，谓即呃逆，盖此汤原可推广而用，凡呕吐呃逆之属中虚寒饮为病者皆可治。余尝以治噫气频年者数人，投之辄愈。益见徐氏之仅泥为饱食气未当也，是盖宗王氏之说，而其义更融澈矣。

跋

　　余于癸巳秋，得桐乡陆定圃先生《冷庐杂识》书板，既已补其残损，订正以行世矣。先生精于医，识中所采岐黄家言，正复不少，窃以先生于医学必有所心得，爰益购求先生之遗书，于乙未春，得《再续名医类案》若干卷，继又得《冷庐医话》若干卷，俱手抄本未付梓者。《医案》采撷繁富，足补江魏二书之未备，《医话》则专以辨证为主，凡述一证，必推究其虚实源委，而指摘医家利弊，言多精凿，自序谓"撷拾闻见，以自达其意之所欲云"，噫！岂易言欤！余以《医话》之尤有裨于世也，亟付手民，寿诸梨枣，仿古香斋袖珍本，以便取携。暇日拟再订正《医案》，续以行世。

　　时光绪二十三年太岁在强圉作噩季冬之月乌程庞元澄跋